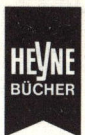

W0180647

Christine Steinbrecht-Baade

Die Heilkraft der Traditionellen Chinesischen Medizin

Gesundheit, Glück und langes Leben

Originalausgabe

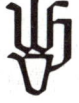

WILHELM HEYNE VERLAG
MÜNCHEN

HEYNE RATGEBER
Nr. 08/5237

Umwelthinweis:
Dieses Buch wurde auf chlor- und säurefreiem Papier gedruckt.

Copyright © 1998 by Wilhelm Heyne Verlag GmbH & Co. KG, München
http://www.heyne.de
Printed in Germany 1998
Lektorat: Marianne Schönbach
Umschlaggestaltung: Atelier Bachmann & Seidel, Reischach
Umschlagabbildung: Bavaria Bildagentur/PP/Custom Medical/FPG, Gauting und
Archiv für Kunst und Geschichte, Berlin
Satz: GRAMMA GMBH, München
Druck und Bindung: Pressedruck, Augsburg

ISBN: 3-453-14490-2

Inhaltsverzeichnis

7

Kapitel I:

Einführung

1. Was bedeutet Traditionelle Chinesische Medizin?

Der Mensch lebt zwischen Himmel und Erde. Äußere und innere Einflüsse bestimmen sein Dasein. Kosmos und Klima, Umwelt und Mitmenschen wirken sich in gleicher Weise auf die Qualität seines Lebens aus wie die Essenz, welche die Eltern ihren Kindern bei der Empfängnis mitgeben. Auch die Ernährung und die gesamte Lebensführung beeinflussen den Menschen. In der Traditionellen Chinesischen Medizin (kurz: TCM) steht dieses Ganzheitsprinzip an oberster Stelle. Die TCM ist ein System, welches das ganze energetische Wirkgefüge des Kosmos, der Lebewesen sowie der inneren und äußeren Gegebenheiten betrachtet und beeinflußt.

Das Ziel der Traditionellen Chinesischen Medizin, einen harmonischen Fluß all dieser Energien zu schaffen, steht im Einklang mit deren ganzheitlichem Gesundheitsprinzip: Nur wenn in Körper, Seele und Geist sowie in dem sie umgebenden Umfeld Energie ungehindert fließt und damit im Gleichgewicht ist, ist der Mensch gesund.

Mit ihren vielfältigen Behandlungsmöglichkeiten kann die TCM die körpereigenen Kräfte stärken, Krankheiten heilen, zu innerer Harmonie und damit zu einem langen, gesunden und zufriedenen Leben verhelfen. Die unterschiedlichen Bereiche der TCM, wie Bewegungsübungen, Ernährungslehre, chinesische Kräuterheilkunde, Akupunktur, chinesische Massagen und Feng Shui können dazu beitragen, daß der Mensch im Einklang mit sich selbst und seiner Umwelt lebt. Gesund und zufrieden vermag er dann angemessen auf die Ereignisse des Lebens zu reagieren.

Die Ursachen für Krankheiten können sowohl innere als auch äußere Gegebenheiten sein. Die TCM bietet die Möglichkeit, all diese Bereiche zu beeinflussen und Krankheit in Gesundheit umzuwandeln.

Die Traditionelle Chinesische Medizin ruht auf mehreren Säulen. Dazu gehören Ernährung nach den fünf Elementen, die chinesischen Bewegungsübungen, Tai Chi Chuan und Qi Gong, Akupunktur, die chinesische Kräuterheilkunde sowie die chinesischen Massagen.

»Essen ohne Wissen über seine Wirkung kann den Menschen krank machen«, lautet eine chinesische Weisheit. Mindestens dreimal am Tag nehmen wir Nahrung zu uns. Damit geben wir unserem Körper mehr oder weniger – je nach Art und Qualität der Nahrung – Nährstoffe und zugleich energetische Information. Die chinesische Ernährung hat ihre Grundlagen in ihrer thermischen und organbezogenen Wirkung auf den menschlichen Körper. Bewußt eingesetzte Nahrung kann den Körper nach der TCM wieder auf den Weg zur Gesundheit führen.

Zur Vorbeugung und zur Heilung können auch die chinesischen Bewegungsübungen Tai Chi Chuan und Qi Gong eingesetzt werden. Sie bringen die Lebensenergie in Fluß. Man kann sie allein oder in der Gruppe ausführen, benötigt aber zuvor eine Anleitung durch einen kompetenten Lehrer.

Im Bereich der chinesischen Akupunktur hingegen ist ein erfahrener TCM-Therapeut nötig. Mittels seiner Behandlungsmethoden (Nadeln, Moxa, Gua Sha) reguliert er den Energiefluß im menschlichen Körper. Stauungen werden somit aufgelöst, Fülle- und Leere-Zustände ausgeglichen.

Auch in der chinesischen Kräuterheilkunde sollten Sie sich von erfahrenen Therapeuten beraten lassen. Sie unterstützt in ihrer Wirkung die Akupunktur.

Therapeuten, aber auch Sie selbst können chinesische Massagen durchführen. Diese stellen eine weitere Säule in der chinesischen Medizin dar, um den Körper zu heilen oder eine gesündere Lebensweise zu erreichen.

Das Wissen über die energetische Wirkung von Umgebung, Haus, Wohnung und Einrichtung auf den Menschen spiegelt die Kunst des Feng Shui wider, das die chinesische Heilkunde ergänzt. Eine weitere Ergänzungsmöglichkeit bietet das »Buch der Wandlungen«, das »I Ging«. Es vervollständigt das umfassende Gebiet der TCM auf allen Ebenen.

Das vorliegende Buch stellt diese verschiedenen Bereiche vor und erklärt ihre jeweiligen Grundlagen. Um Ihnen die Möglichkeit zu geben, dieses Wissen zu vertiefen, habe ich für jedes spezielle Gebiet der Traditionellen Chinesischen Medizin Adressen und eine umfangreiche Literaturliste aufgeführt.

In meinem Buch möchte ich Laien den Einstieg in die TCM erleichtern und sie neugierig auf deren Spezialgebiete machen. Falls in bestimmten Bereichen Fragen oder Probleme auftauchen, ist es sinnvoll, weiterführende Literatur zu Rate zu ziehen oder die Unterstützung eines Experten einzuholen.

2. TCM und westliche Medizin

In den westlichen, hochtechnisierten Gesellschaften steigt zwar die Lebenserwartung, aber nicht der Gesundheitszustand der Bevölkerung. Laut Statistiken fühlen sich zwei Drittel aller Deutschen »nicht gesund«. Funktionelle Beschwerden wie zum Beispiel Schlaflosigkeit, Unwohlsein, Verstimmungen, chronische Müdigkeit, Reizbarkeit, Unlust sowie Schmerzen ohne meßbare Ursache werden häufig bei Arztbesuchen genannt. Das Problem vieler Patienten ist, daß diese sogenannten funktionellen Beschwerden zwar tatsächlich vorhanden sind, Schmerzen verursachen und das Lebensgefühl beeinträchtigen, aber schulmedizinisch nicht meßbar sind. Da es für diese Art von Beschwerden keine Meßgeräte und somit auch kaum Medikamente gibt, sind sie auch nur schwer behandelbar. Viele Patienten mit diesen Befindensstörungen werden als psychosomatisch abgestempelt oder fallen unter die Kategorie Hypochonder, also »eingebildete Kranke«. Eine für sie geeignete Behandlung erfahren sie in den wenigsten Fällen.

Zehn Prozent der Bundesbürger sind zusätzlich chronisch krank; und die Zahl der chronischen Krankheiten wie Asthma, Diabetes und Allergien steigt ständig. Bei funktionellen Beschwerden sowie bei chronischen Krankheiten kann die westliche Medizin häufig nur lindernd eingreifen. Die Diagnose in der westlichen Medizin ist teuer, und auch der finanzielle Aufwand für die Behandlungen nimmt zu. Oft haben die verordneten Medikamente Nebenwirkungen, die dann ebenfalls behandelt werden müssen. Die Patienten nehmen all das in Kauf.

In der TCM dagegen sind vor allem die funktionellen Beschwerden gut behandelbar, aber auch chronische Krankheiten. In der Diagnose der TCM steht das subjektive Befinden des Patienten an erster Stelle. Die Diagnose bewertet das subjektive Befinden, die Krankheitsanzeichen (Symptome) und den emotionalen Zustand des Patienten. Aus diesen Beobachtungen sowie aus den objektiven Symptomen ergeben sich die sogenannten Disharmoniemuster. Diese haben dann die spezielle Therapie zur Folge.

Die sogenannten Erkrankungs- beziehungsweise Disharmoniemuster berücksichtigen allesamt einen psychischen sowie einen emotionalen Aspekt der Erkrankung. Zudem ist die Diagnose in der TCM kostengünstiger, da sie vom Therapeuten selbst, zum Beispiel mit

Puls- und Zungendiagnose und Anamese, und vor allem ohne hochtechnisierte Geräte, sofort ausgeführt wird.

Wirkungsweise der TCM

Die grundlegende Idee der Traditionellen Chinesischen Medizin besteht darin, die körpereigene Energie Qi zu harmonisieren, das heißt, auszugleichen und zum Fließen zu bringen. Damit werden die jeweiligen Fülle-Zustände abgebaut, Leere-Zustände aufgefüllt und Stauungen aufgelöst. Der TCM-Therapeut muß die jeweilige Disharmonie ausfindig machen und diese zum Ausgleich bringen.

Ob mit Nadeln, Bewegungsübungen, mit der energetisch passenden Nahrung, mit ausgeglichenem Wohnraum oder Massagen: immer wird harmonisiert und damit Gesundheit psychisch sowie physisch wiederhergestellt oder unterstützt.

Auch in der Gesundheitsvorsorge ist die TCM von großer Bedeutung: Solange die Energie ausreichend vorhanden ist und harmonisch fließt, kann Krankheit gar nicht erst entstehen.

Unterschiede zwischen westlicher Medizin und TCM

»Messen, was meßbar ist, und was noch nicht meßbar ist, meßbar machen.« Auf diesen Satz von Galileo Galilei läßt sich die wissenschaftliche Auffassung der westlichen Medizin gründen. Diese sogenannte kausale Analyse, die ihre Befunde auf Fachärzte mit spezifischem Fachwissen sowie auf hochtechnisierte Geräte stützt, hat eine organbezogene Diagnose zur Folge. Nur jeweils ein bestimmter Teil des menschlichen Körpers wird diagnostiziert.

Erfahrungen, die über Jahrtausende weitergegeben wurden, sowie analoges Denken stehen dagegen bei der TCM im Vordergrund. Das ganzheitliche Befinden und die jeweiligen Symptome des Patienten führen zur Diagnose des TCM-Therapeuten, der den Erkrankten als Teil des kosmischen, energetischen Wirkgefüges sieht. Die Diagnose besteht demnach nicht aus sogenannten Daten, Laborbefunden und Röntgenbildern, sondern aus einer Beurteilung der energetischen Veränderung.

Diese kann durch soziale oder emotionale Einflüsse, durch extreme klimatische Bedingungen sowie durch falsche Ernährung hervorgerufen werden.

Das anatomisch-physiologisch geprägte Menschenbild der westlichen Medizin und die Krankheitsbehandlung mit Medikamenten – Nebenwirkungen inklusive – ist eine Hilfe von außen für den Patienten. Die TCM mit ihrem energetischen Menschenbild beinhaltet mit zahlreichen Behandlungsmöglichkeiten eine Aktivierung der Selbstheilungskräfte des Körpers, eine Hilfe zur Selbsthilfe, eine Hilfe von innen also.

Kombinationsmöglichkeiten

Trotz der Unterschiede zwischen westlicher Medizin und TCM, oder vielleicht gerade deswegen sind beide gut miteinander kombinierbar und können einander sogar ergänzen. Die Anwendung der TCM ist als Vorbeugung und bei funktionellen Beschwerden sehr gut einsetzbar. Bei akuten Fällen, also lebensbedrohlichen Erkrankungen, zum Beispiel einer Blinddarmentzündung, notwendigen Operationen, sonstigen Notfällen, Infektionskrankheiten und schweren Erkrankungen ist die westliche Medizin jedoch unverzichtbar. Chronische Erkrankungen dagegen können durch die TCM behandelt werden, und zwar oft gerade dann, wenn westlich orientierte Mediziner feststellen: »Damit müssen Sie leben.«

Die Verfahren der TCM sind als Ergänzung und Unterstützung bei schweren Erkrankungen und chronischen Krankheiten sinnvoll. Allerdings nur nach vorher erfolgter Diagnose durch die westliche Medizin. Die TCM zur Vorbeugung, Heilung und Linderung kann gemeinsam mit der westlichen Medizin den Menschen heilen und gesund erhalten. Beide sind für das Befinden des Patienten wichtig, wenn auch auf völlig verschiedenen Ebenen.

3. Die Geschichte der TCM

Ihre Entstehung

Entstanden ist die chinesische Heilkunst durch die Übertragung der kosmischen Prinzipien auf den Menschen. Die ersten Vertreter dieser Heilkunst befaßten sich ebenso mit der Astrologie wie mit den Kräften und Rhythmen der Erde und des Kosmos. Aufgaben, die dem Kaiser und den weisen Männern seines Volkes oblagen. Ein Herrscher wie der »Gelbe Kaiser« wurde nicht nur als Regent gesehen, sondern fungierte zugleich als Vermittler zwischen Himmel und Erde. Für die Erfüllung dieser vielfältigen Aufgaben benötigte er gute Berater und griff natürlich auch auf seine eigenen Interpretationen zurück, beispielsweise, um den Lauf der Natur vorherzusagen. Die Art der Weissagung, gleichviel ob eine Naturkatastrophe, eine gute Ernte oder aber eine Epidemie, zog ein bestimmtes Handeln nach sich.

Natur und Jahreszeiten bestimmten die Handlungsweisen für Kaiser und Hofstaat. Lü Pu-Wei beschreibt im dritten Jahrhundert vor Christus den Jahresrhythmus sinngemäß so:

In den ersten drei Monaten des Jahres befindet sich der Kaiser im östlichen Trakt der Halle des Lichts. Sein Wagen wird von grünlich schimmernden Drachenpferden gezogen. Der Hofstaat ist in grüne Gewänder gekleidet und schmückt sich mit grünem Jade. Die Opferfeiern des Kaisers finden auf dem östlichen Anger statt. Die Minister sollen sich milde verhalten. Bäume dürfen nicht geschlagen werden. Der Griff zu den Waffen ist verboten.

In den Sommermonaten befindet sich der Kaiser im südlichen Trakt der Halle des Lichts. Sein scharlachroter Wagen wird von fuchsroten Pferden gezogen. Rot ist die Farbe der Banner. In rote Gewänder ist der Hofstaat gekleidet. Als Schmuck wird rote Jade getragen. Nach Anweisung des Kaisers sollen die Minister Personen für Ehrungen vorschlagen.

Im Spätsommer befindet sich der Kaiser in der Mitte der Halle des Lichts. Seinen gelben Wagen ziehen gelbe Pferde. Die Kleidung des Hofstaats ist gelb.

In den Herbstmonaten ist der Aufenthaltsort des Kaisers der westliche Trakt in der Halle des Lichts. Vor seinen Kriegswagen sind Schimmel gespannt. Weiße Banner und weiße Kleidung sind angesagt. Opferfeiern werden auf dem westlichen Anger abgehalten. Auf Befehl des Kaisers müssen die Minister Gericht halten und Gesetze überarbeiten. Nur im Herbst dürfen Verbrecher hingerichtet werden. Der Kaiser geht auf die Jagd.

In den Wintermonaten befindet sich der Kaiser im nördlichen Trakt in der Halle des Lichts. Seinen schwarzen Wagen ziehen schwarze Pferde. Schwarze Kleidung und schwarze Jade trägt der Hofstaat. Die Minister haben die Aufgabe, Reparaturen an den Toren vorzunehmen und für die Auffüllung der Vorratslager zu sorgen.

Staatsärzte und sonstige Heiler

Zwei Richtungen sind in der Chinesischen Medizin des Alten China vertreten: Die eine Heilmethode besteht in der Einnahme von auf spezielle Art verarbeiteten pflanzlichen Mitteln und Akupunktur, die andere in magischen Handlungen. In der magischen Welt der Heilkunst spielen Medikamente kaum eine Rolle. Durch die Kommunikation des Heilers mit einer anderen Welt, so glauben die Chinesen, ruft er Gottheiten und Geister an, um ihm bei der Heilung des Patienten beizustehen.

Im Alten China gab es mehrere Stände von Ärzten. Staats-, auch Großärzte genannt, waren medizinisch gebildet und staatlich geprüft. Sie behandelten ausschließlich den Kaiser und hohe Beamte. Ebenfalls zur medizinischen Oberschicht zählten geschulte Beamte, die in ihrer Freizeit Verwandte und Bekannte betreuten. Statt einer Bezahlung für ihre Dienste erwarteten sie bei passender Gelegenheit Geschenke.

Aus der gesellschaftlichen Unterschicht stammten dagegen häufig die Nachkommen von Ärzten, die ihren Söhnen und Enkeln Rezeptbücher vererbten. Die Nachkommen verrichteten damit ihre Tätigkeit als Ärzte auf der Straße.

Entwicklung der TCM

Das Wissen der TCM ist über fünftausend Jahre alt, und es hat auch heute nicht an Gültigkeit verloren. Als therapeutische Instrumente wurden zu Anfang Stein- und Bambusnadeln verwendet. Ihre älteste, schriftlich festgehaltene, medizinische Grundlage ist der »Innere Klassiker des Gelben Fürsten«, das Huang Di Nei Jing. Die Diskussion des Gelben Kaisers mit seinen Ratgebern wurde zwischen 200 vor und 200 nach Christus aufgeschrieben.

Die gesammelten und heute noch immer gültigen Kenntnisse der TCM wurde 1601 von Jang Jizhou unter der »Summe der Aku-Moxi-Therapie« zusammengefaßt.

Die »Enzyklopädie von Wurzeln und Pflanzen«, das »Pen-ts`ao kang-mu«, ist ein weiteres, vor zweitausend Jahren entstandenes Standardwerk der chinesischen Medizin. Das Buch beinhaltet die Beschreibung zahlreicher Pflanzen, ihrer Wirkung und Anwendung. In der Ming-Zeit (1368–1644) wurde es vervollständigt.

Zahlreiche andere Bücher, die zu dieser Zeit oder später entstanden, erweitern, vertiefen und spezifizieren diese ersten schriftlichen Darlegungen. Sie stellen jedoch keine wesentlichen Veränderungen der bis dahin entwickelten theoretischen Grundlagen dar.

Durch den Holländer De Bondt kommt »das Nadeln« als Teil der TCM 1657 nach Europa. Erste Versuche mit Akupunktur werden in Europa 1809 in Paris unternommen. Über diese Heilmethode erscheint 1824 die erste deutschsprachige Veröffentlichung.

Seit Mitte des 20. Jahrhunderts wird in westlichen Ländern mit der chinesischen Medizin gearbeitet. Bis vor zehn Jahren gab es allerdings nur englischsprachige Fachliteratur. Das ständig wachsende Bedürfnis nach Heilwissen aus dem Osten sorgt aber seit wenigen

Jahren für immer zahlreichere und immer fundiertere Informationen und Veröffentlichungen auch in deutscher Sprache.

TCM im heutigen China

Weitere Fortschritte in der TCM gab es während der Qing-Dynastie (1644–1911). Da es zu dieser Zeit noch verboten war, Leichen zu untersuchen, mangelte es den chinesischen Ärzten an Kenntnissen in Anatomie, Pathologie und Physiologie. Die Chirurgie fehlte im Reich der Mitte völlig. Der Grund dafür: Traditionell galt es als unanständig, den menschlichen Körper zu zerstückeln. Der Glaube an die Unversehrtheit des Körpers veranlaßte zum Beispiel in China Eunuchen dazu, ihre operierten Teile aufzuheben und sich im Todesfall mit ihnen begraben zu lassen.

Erst mit dem Einzug von europäischen Missionaren, die auch in medizinischen Grundlagen bewandert waren, gelangte weiteres anatomisches Wissen nach China. Der Einfluß der westlichen Medizin nahm zu, besonders in der gehobenen Bevölkerungsschicht. Die chinesische Medizin wurde 1822 seitens der Regierung an der Großen Medizinischen Akademie verboten. Knapp hundert Jahre später wurde von der Regierung offiziell die Abschaffung der chinesischen Medizin befohlen, was jedoch in der einfachen Bevölkerung auf großen Widerstand stieß. Sie konnte sich die Behandlung durch westlich orientierte Ärzte nicht leisten. Die auf Traditionen gründende Orientierung sowie die guten Erfahrungen mit den Behandlungsmethoden der chinesischen Medizin waren weitere Gründe für den Widerstand.

Dies änderte sich erst wieder, als Mao Zedong 1949 mit seiner kommunistischen Partei die Regierung übernahm. Er machte die chinesische Medizin wieder hoffähig und förderte sie neben den westlichen Heilmethoden. Heute werden in vielen chinesischen Krankenhäusern beide Wege erfolgreich nebeneinander beschritten. Zu achtzig Prozent werden dort heute westliche Methoden angewandt; die TCM ergänzt diese also nur noch. In vielen Schulen und Betrieben zählen gesundheitsfördernde Bewegungsübungen jedoch noch immer zum Unterrichtsinhalt beziehungsweise zum Tagesablauf.

Zusätzlich wurden, um die medizinische Versorgung des Sechshundert-Millionen-Volkes zu verbessern, in den 60er Jahren die sogenannten Barfußärzte ausgebildet. In einer sechs Monate dauernden Schulung erhielt dieses medizinische Hilfspersonal unter anderem Grundkenntnisse in Akupunktur, Kräuterheilkunde, westlicher Anatomie und Pathologie. Ihren Namen erhielten die medizinischen Helfer aufgrund der Art ihres Auftretens auf dem Land. Sie waren sowohl als Ärzte tätig wie bei der Feldarbeit, und zwar mit aufgestülptem Hosenschlag und ohne Schuhe. Damit war auch in den ländlichen Regionen Chinas für eine medizinische Betreuung gesorgt.

Bis vor wenigen Jahren gab es in Zentralchina nur in großen Städten Krankenhäuser, Ärzte und eine geregelte Krankenversorgung. Wegen der übergroßen Entfernungen ging man nur im äußersten Notfall zum Arzt und damit in die nächstgrößere Stadt. Auf dem Land therapierten sich die Menschen im Krankheitsfall bereits seit Tausenden von Jahren selbst. Im Alten China betrieben viele die Heilkunde nebenbei, zum Beispiel das Kochen von Heilkräutern und Nahrungsmitteln zu therapeutischen Zwecken. Heilkundige übten sich zusätzlich immer in Meditation, Qi Gong oder Tai Chi. Behandlungsmethoden und Kochrezepte wurden an Familienmitglieder, Freunde und Bedürftige kostenlos weitergegeben.

TCM im Westen

Das Bewußtsein der Menschen in den westlichen Industrienationen öffnet sich immer mehr. Dies mag darin begründet sein, daß das moderne Denken so manche Sinn-Lücken hinterläßt. Doch erst seit wenigen Jahren besteht ein zunehmendes Interesse an fernöstlicher Philosophie und chinesischer Heilkunde. Ganz gleich ob Akupunktur, Tai Chi, Qi Gong oder Feng Shui: Viele verschiedene Richtungen weisen den Weg zu einem natürlichen Bewußtsein und damit zu einem gesünderen und längeren Leben.

Akupunktur wurde in den westlichen Ländern zuerst nur als Schmerztherapie ohne Berücksichtigung ihres philosophischen Hintergrunds eingesetzt. Die symptomatischen Punkte bezogen Heilpraktiker und Ärzte in die westliche Denkweise mit ein. Immer mehr Therapeuten forschten jedoch nach den Grundlagen und erlernten die traditionelle Akupunktur und bald auch die gesamte TCM.

Diese beiden Richtungen existieren noch heute: Zum einen werden symptomatische Behandlungsmethoden – unter Einbeziehung der kausal-analytisch westlichen Denkweise – angewandt, zum anderen die traditionelle Behandlung mit einer chinesischen Diagnostik. Beide haben ihre ganz spezifische Wirkung. Erstere wirkt eher an der Oberfläche, letztere geht stärker in die Tiefe und versucht auch, die Ursachen der Krankheit zu behandeln. Leider findet sich bis heute kaum eine umfassende Vernetzung aller traditionellen chinesischen

Heilverfahren. Häufig müssen mehrere, einander ergänzende Stellen angegangen werden.

4. Die Symbolsprache der Chinesen

Wir in den westlichen Ländern haben 26 Buchstaben als Grundlage unserer Sprachen zur Verfügung. Aus diesen 26 Zeichen entstehen Wörter, Sätze und ganze Romane. Mit ihnen teilen wir uns unserer Umwelt mit.

Ein gebildeter Chinese dagegen beherrscht und verwendet über achttausend verschiedene Schriftzeichen. Diese wiederum bestehen aus rund vierhundert Grundsilben. Verbindet man diese miteinander, entsteht Sprache; die Grundsilben ergeben eine Vielzahl neuer Begriffe.

Die chinesische Sprache besteht aus Bildern. Ein Zeichen beschreibt einerseits, um was es sich handelt; andererseits weist ein anderes Zeichen im jeweiligen Bild auf die Aussprache des genannten Wortes hin.

Das Zeichen Qi steht für kosmische Energie. Es ist die Verbindung zweier Begriffe. Zum einen besteht es aus der Reisgarbe, zum anderen aus dem Zeichen für Rauch.

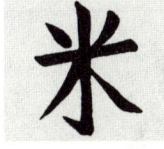 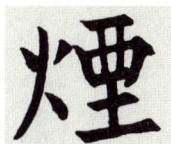

Reisgarbe (mi) *Rauch* (yen)

Reis ist im Reich der Mitte ein lebensnotwendiges Nahrungsmittel. Verbindet man Feuer und Reis, so entsteht Energie. Der Prozeß des Erwärmens und Kochens macht Reis erst für den menschlichen Organismus verdaulich. Das Wort Qi steht heute für Energie, Kraft, Vitalität, Atem und Leben.

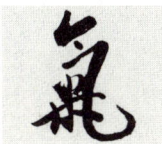

Qi = Atem
Energie
Leben
Kraft
Vitalität
Funktion

19

Jedes einzelne Schriftbild ist in der chinesischen Sprache ein Symbol, das sicher mehr enthält, als man auf den ersten Blick erkennt.

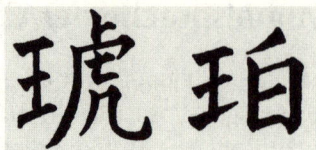

Bernstein (hu-po)

Der Begriff des Bernsteins zum Beispiel hat in der chinesischen Sprache eine vielschichtige Bedeutung. Im Reich der Mitte wußte man, daß Bernstein eigentlich aus dem Harz der Kiefer besteht. Dieses Wissen sowie die Erkenntnis, daß in diesem Gestein manchmal Insekten eingeschlossen sind, war in China bereits im Mittelalter bekannt. Das Schriftbild jedoch bedeutet Tiger-Seele, hu-po.

In China glaubt man, daß in der Brust des Menschen zwei Seelen wohnen. Die Seele, »po«, gibt den Menschen das Leben. Man glaubt, daß sie sich nach dem Tod des Menschen noch lange Zeit an der Begräbnisstätte aufhält. Bei der Bestattung wird strengstens auf die Vermeidung von Fehlern geachtet, denn die Seele soll keinen Schaden anrichten können.

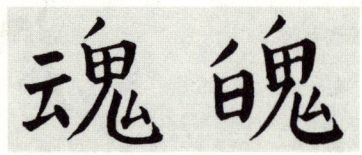

Seele (hun und p'o)

»Hun«, der andere Aspekt der Seele, ist dagegen für die Persönlichkeit des Menschen zuständig. »Hu«, der Tiger, gilt als tapferes Tier.

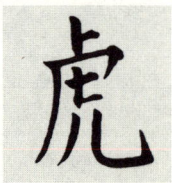

Tiger (hu)

Im Reich der Mitte glaubt man, daß beim Tod des Tigers seine Seele in die Erde eingeht. Sie wird zu Bernstein. Der Begriff Bernstein bezeichnet also ganz allgemein auch den Mut.

Die Kunst des Schreibens ist in China eng mit dem Erlernen der Malkunst verbunden. Sinn des Schreibens ist, dem Empfänger eine bestimmte Nachricht zu geben. Bild und Zeichen können jedoch von zwei Seiten betrachtet werden. Denn häufig wird die Nachricht verschlüsselt und wird nur dann verständlich, wenn man beispielsweise die vielschichtige Bedeutung der Zeichen kennt.

Die Mitteilung kann aber auch als Kunstwerk gedacht sein, um den Adressaten zu erfreuen oder um ihm oder ihr Segenswünsche zu übermitteln, wie zum Beispiel für Glück, Geld und langes Leben.

>*Wie der Bogenschütze sein Ziel anvisiert,*
den Bogen spannt,
den Pfeil schnellen läßt,
so muß sich der Schreibende die Formen konzentriert vorstellen,
mit Kraft und Entschiedenheit den Pinsel führen
und mit Sicherheit die Schriftzeichen schreiben.«

CHIANG YEE

Grundlage für die Kunst der Tuschmalerei in China und Japan ist der Pinsel. Der große Reichtum an Formen deutet auf eine ebenso große Vielfalt von Verwendungsmöglichkeiten. Der Schreiber muß viele verschiedene Bewegungen mit der Hand ausführen können. Grundlegend für richtiges und sinnvolles Schreiben sind dabei rhythmisches Empfinden und eine entspannte Haltung.

Tuschemaler in China und Japan üben die Form der Natur, bis sie diese auswendig können. Geistige Konzentration und ein entspannter Körper sind wichtige Voraussetzungen für die Tuschemalerei mit dem Pinsel. Gewonnen werden beide durch Meditation. Kein Wunder also, daß die bekanntesten Tuschemaler Mönche des Chan- oder Zen-Buddhismus waren.

KAPITEL II:

Die Grundlagen der TCM

1. Der Taoismus als Entstehungsgrundlage der TCM

*»Der alte Mensch des Tao war fein,
nachgiebig und kindlich. Tief im verborgenen war er eins
mit den unsichtbaren Kräften. Ihre unergründliche Einsicht
läßt sich nur mit Mühe beschreiben.«*

AUS DEM TAO TE KING, 15. KAPITEL

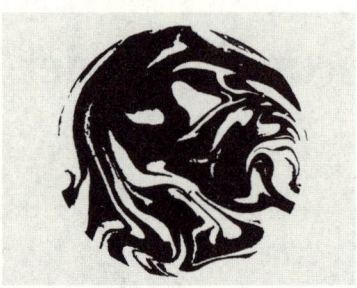

Taoismus

Genaue Anweisungen für eine Lebensführung im Einklang mit dem Tao, also der Mutter aller Wesen, wurden in der Philosophie des Taoismus definiert. Im vierten Jahrhundert nach Christus haben die beiden Gelehrten Laotse und Tschuantse entscheidend dazu beigetragen, diesen Volksglauben zu verfeinern. Mit Hilfe von Klarheit, Weisheit sowie der Liebe und Güte zu allen Wesen versucht der Mensch im Taoismus, seine niederen Wesenszüge – bedingt durch Vererbung und Reinkarnation sowie durch eigene Verhaltensmuster – nun mittels besonderer Wachsamkeit zu vermindern oder zu beseitigen. Grundlage dafür ist jedoch ein gesunder Körper, ein Körper im Einklang mit der Natur, der gute Voraussetzungen für ein langes und gesundes Leben erfüllt.

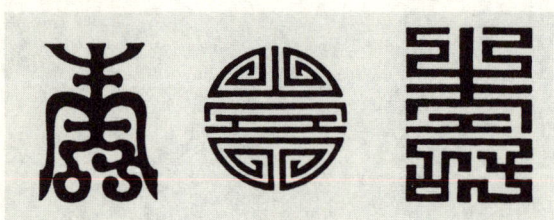

Langlebigkeit

Alter ist im Reich der Mitte gleichbedeutend mit Weisheit und Erfahrung. Im Gegensatz zum westlichen Verständnis wird der betagte Mensch in China aufgrund seiner im Leben erworbenen Tugenden hoch geachtet. Mit der Vielzahl seiner Weisungen hat der Taoismus versucht, die Lebensspanne des Menschen zu verlängern. Zum Beispiel mit Massage, Ernährungsempfehlungen, Meditation, Tai Chi, Qi Gong, Atemtechniken, Richtlinien für die Schlafzimmeraktivitäten – so umschreiben die Chinesen Sexualität – und Akupunktur.

Gesund ist derjenige, bei dem die Energie, das Qi, frei fließt. Krankheit dagegen ist Zeichen für einen disharmonischen Energiefluß im Körper. Was für die TCM bedeutet, daß sich alle körperlichen und psychischen Vorgänge wechselseitig beeinflussen. Sie sind durch das Meridiansystem energetisch verbunden. Durch dieses fließt die Energie. Vergleichbar mit den Blutgefäßen, Nerven- und Lymphbahnen strömt in ihm die Energie. Zuerst wird der Körper energetisch versorgt, anschließend fließen Blut und Lymphe zu den jeweiligen Körperregionen und -systemen. Ist das energetische System intakt, sind es alle weiteren Systeme im Körper auch. Dieses übergeordnete System ist wieder ganzheitlich orientiert. Die körpereigene Energie ist Teil der kosmischen Energie. Sie durchströmt in gleicher Weise Pflanzen, Tiere, die Erde und den Kosmos. Alles ist demnach mit allem verbunden.

2. Die Lehre von Yin und Yang

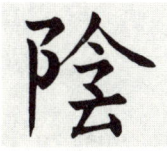 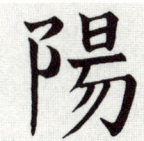

Yin   *Yang*

Bereits in den ältesten Büchern aus dem Reich der Mitte – das I Ging (Buch der Wandlungen) und das Shih-ching (Buch der Lieder) – sind die beiden Kräfte Yin und Yang genannt. Aus dem Ur-Einen, dem Tai-chi, entstanden, erzeugt diese Zweiheit wiederum die sogenannten »fünf Elemente«, aus denen dann die »zehntausend Dinge« entstehen.

Das Schriftzeichen Yin, zusammengesetzt aus den Begriffen Heute, Wolke und Tal, bezeichnet die der Sonne abgewandte Bergseite. Zudem bedeutet Yin den von Wolken bedeckten Himmel sowie das Innere. Das Symbol steht für den Norden, das Kalte und die Erde.

»Hier das Beschattete, dort das Besonnte.« Dieser Spruch aus dem Shih-Ching beinhaltet bereits die Bedeutung des Yang. Die Zeichen des Yang stehen für Sonne, Strahlen und Berg. Die Zeichen des Yang stehen für Süden, Wärme, Himmel und Kaiser.

Im Alten China wurden sogenannte Yin- und Yang-Steine auch zur Beeinflussung des Wetters verwendet. In einigen Höhlen gibt es immer nasse Yin-Steine und trockene Yang-Steine. Um das Wetter zu beeinflussen, wurde bei starkem Regen der Yang-Stein gepeitscht; bei Trockenheit dagegen der Yin-Stein.

Als Abbild dieser Harmonie ist der Mensch zwischen Himmel und Erde, zwischen Yin und Yang »aufgespannt«.

Das Konzept von Yin und Yang steht im radikalen Gegensatz zur westlichen Logik. Yin und Yang sind eine Verbindung von einander ergänzenden Gegensätzen, die zusammen wiederum Ganzheit erzeugen. Am besten macht man sich dieses Prinzip mit folgendem Beispiel deutlich: Ohne Licht gibt es keine Dunkelheit, und ohne Nacht gibt es keinen Tag.

Yin und Yang sind aus der Betrachtung der Natur hervorgegangen. Mit den zyklischen Bewegungen der beiden Pole, die zum Teil miteinander verschmelzen, aber den Keim des jeweils anderen in sich tragen, lassen sich alle Vorgänge des Lebens erklären. Alle Begriffe können entweder mit Yin oder Yang bezeichnet werden.

Yang:
Licht, Sonne, Aktivität, Himmel, Lust, Energie

Yin:
Dunkel, Mond, Ruhe, Erde, Körper, Materie

Die beiden Pole existieren jedoch nur in Verbindung zu- und in Abhängigkeit voneinander. Jede Beschreibung von Yin und Yang hat immer den Gegenpol als Bezugspunkt. Auf dieser Theorie basiert die gesamte TCM. Alle Krankheitssymptome haben entweder Yin- oder Yang-Charakter; sie sind die Ausprägung der körpereigenen Energie. Das bedeutet für die Therapie:

- ➡ Yang zu stärken – bei zu wenig Yang
- ➡ Yin zu stärken – bei zu wenig Yin
- ➡ Yang-Fülle beseitigen – bei zuviel Yang
- ➡ Yin-Fülle beseitigen – bei zuviel Yin

Ein Beispiel: Eine akute, heiße, schmerzhafte Entzündung ist eine Yang-Erkrankung; eine chronische, eher kühle Erkrankung hat dagegen Yin-Charakter.

> **Yin-Krankheiten sind eher chronisch, beginnen schleichend, sind langwierig. Typische Symptome dafür sind: Kälte, Müdigkeit, Lustlosigkeit, kalte Extremitäten und Körper, blasses Gesicht, schwache Stimme, Vorliebe für heiße Getränke, wenig Durst, Neigung zu Durchfall. Die Therapie besteht darin, das Yang zu stärken und das Yin zu dämpfen.**
> **Yang-Krankheiten sind akut, sie beginnen plötzlich. Die Symptome können schnell wechseln. Dazu gehören Hitze, Unruhe, Schlaflosigkeit, heißer Körper und Extremitäten, rotes Gesicht, laute Stimme, Vorliebe für kalte Getränke, Lust, viel zu reden, viel Durst, Verstopfung. Die Therapie besteht hier darin, das Yang zu dämpfen und das Yin zu stärken.**

Jede Krankheit kann beide Stadien durchlaufen und natürlich auch von einer Qualität zur anderen wechseln. Nur wenn Yin und Yang sich im Gleichgewicht befinden, ist der Körper gesund.

3. Die Grundsubstanzen des Lebens

Damit Leben überhaupt möglich ist, gibt es laut TCM verschiedene Grundsubstanzen: Qi, Essenz, Blut und Körperflüssigkeiten.

Qi

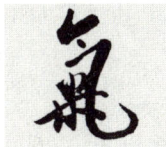

Qi =	Atem
	Energie
	Leben
	Kraft
	Vitalität
	Funktion

Das Ideogramm Qi setzt sich zusammen aus den Urelementen von Materie und Feuer. Die Reisgarbe weist auf das Hauptnahrungsmittel der Chinesen hin, aber nur mit Feuer, also durch Kochen, kann der Mensch das lebenswichtige Getreide zu sich nehmen.

Wenn Yin und Yang miteinander verschmelzen, entsteht Qi. Die Grundsubstanz des Lebens bedeutet Atem, Energie, Leben, Kraft und Vitalität. Es gibt verschiedene Arten des Energieprinzips Qi, welches in der Lebensfunktion der Einzeller bis hin zur Rotation der Sterne auftritt:

➤ Das Ursprungs-Qi, vgl. Essenz, ist der Motor des Lebens.

➤ Das Nahrungs-Qi entsteht aus der durch Magen und Milz aufgenommenen Nahrung.

➤ Das wahre Qi zirkuliert durch die Meridiane.

➤ Das Abwehr-Qi ist im Körper für die Abwehr zuständig.

Die Lebensessenz Qi hat also mehrere Aufgaben

Umwandeln:
Qi kann Nahrung in Energie umwandeln. Nicht verwertbare Substanzen werden wieder ausgeschieden.

Transportieren:
Qi transportiert die Kraft aus der verstoffwechselten Nahrung in die Leitbahnen, die Meridiane, zu den Organen und zu den Geweben.

Halten:
Qi hält Körperflüssigkeiten wie Blut, Urin und Schweiß in den dafür vorgesehenen Gefäßen.

Heben:
Qi hebt und hält die Organe im Körper an ihrem bestimmten Platz, wie zum Beispiel die Gebärmutter, die Blase, den Magen und die Niere.

Schützen:
Qi wehrt pathogene Substanzen, also äußere krankmachende Substanzen, wie zum Beispiel Wind, Nässe, Kälte, Hitze und Trockenheit ab.

Wärmen:
Qi verleiht dem Körper Wärme.

Folgende Symptome können bei Störung des Qi auftreten:

Qi-Mangel:

Herzklopfen, Atemnot, Schweißausbrüche und Schwächegefühl können bei Qi-Mangel ebenso vorkommen wie eine schwache Stimme, häufiges Harnlassen, Appetitlosigkeit, Durchfall, Müdigkeit und generelle Antriebslosigkeit.

Qi-Stau:

»Schmerz ist der Schrei des Gewebes nach fließender Energie«, das trifft vor allem bei Qi-Stau zu: Kopf-, Bauch- und Rückenschmerzen sowie Menstruationsschmerzen sind Symptome dafür. Spannungsgefühl, Blähungen, Völle- sowie Knotengefühle in Hals und Oberbauch, Reizbarkeit, Stimmungsschwankungen und Unzufriedenheit können ebenfalls auftreten.

Sinkendes Qi:

Senkungsbeschwerden in Magen, Niere, Darm, Blase, Vagina und Gebärmutter sowie Müdigkeit, Depression, Abgeschlagenheit und Antriebsschwäche sind dafür kennzeichnend.

Rebellierendes Qi:

Das Qi fließt in die gegensätzliche Richtung. Dies hat Übelkeit, Erbrechen, Husten, Aufstoßen und Sodbrennen zur Folge. Zudem kann sich rebellierendes Qi durch Asthma, Schwindelgefühle, Kopfschmerzen und Durchfall bemerkbar machen.

Essenz

Die Essenz ist die vorgeburtliche und nachgeburtliche Energie, sie ist der Motor des Lebens.

Jing Qi

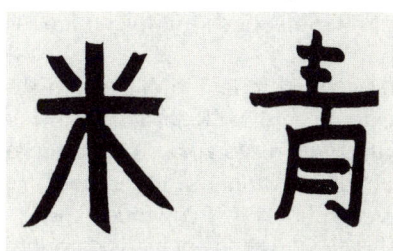

Nach Ansicht der Chinesen geben bei der Zeugung die Eltern ihrem Kind Qi mit. Sind die Eltern dabei in einem energetisch guten Zustand, so schenken sie ihrem Kind eine kräftige »vorgeburtliche Essenz«. Wird das Kind dagegen lustlos, womöglich vor laufendem Fernseher oder von mit Drogen oder Alkohol benebelten Eltern gezeugt, ist das Jing Qi schwach.

Diese Essenz ist Kapital für das Leben. In China bereitet man sich auf die Zeugung eines Kindes über einen längeren Zeitraum hinweg vor. Der Grund: Man will dem Kind eine gute »vorgeburtliche Essenz« mitgeben. Mit einem mäßigen, ausgeglichenen Lebenswandel – ausgewogener Ernährung, Bewegungsübungen, bewußter Atmung – läßt es sich mit dem Energiepotential dieser Batterie sparsam umgehen, denn sie soll sich während der gesamten Lebensdauer entladen. Streß, überschäumende Emotionen, mangelhafte Ernährung und Exzesse tragen zu einer schnelleren Entladung und damit zu einer verkürzten Lebensdauer des Menschen bei.

Die »nachgeburtliche« Essenz stammt aus der Nahrung, die man zu sich genommen, der Flüssigkeit, die man getrunken und der Luft, die man eingeatmet hat. In Magen und Lunge werden sie zu feinstofflicher Materie umgewandelt und sorgen somit für die Funktion der Organe und für das Wachstum. Das heißt, je mehr Energie wir der nachgeburtlichen Essenz zuführen, durch energiereiche Ernährung und ausgewogene Atmung nämlich, desto mehr wird die Energie der vorgeburtlichen Essenz geschont, was eine Voraussetzung für ein langes und gesundes Leben ist.

Gespeichert werden die beiden Essenzen in den Nieren. Diese beeinflussen Wachstum, Fortpflanzung und Entwicklung des Menschen. Dazu zählen die Entwicklung des Gehirns, das Wachstum von Haaren, Zähnen und Knochen, die sexuelle Reifung, erfolgreiche Empfängnis und eine gut verlaufende Schwangerschaft. Die Essenzen sind auch verantwortlich für eine gute Kondition und die Abwehr von äußeren, krankmachenden Faktoren.

Zuviel Essenz kann man gar nicht haben, bei Essenz-Mangel jedoch kommt es zu Erkrankungen mit folgenden Symptomen:

Wenig Essenz kann sich bei Kindern in Wachstumsstörungen, schlechter Knochenentwicklung, geistiger Retardation und später in Unfruchtbarkeit, Abortneigung zeigen. Vorzeitiges Ergrauen und Ausfallen der Haare, schwache Sexualfunktionen wie Impotenz, Frigidität, Tinnitus, Schwerhörigkeit, Vergeßlichkeit, Schwindel sowie Infektanfälligkeit und ausgeprägte Allergien können ebenfalls darauf hinweisen.

Blut/Xue

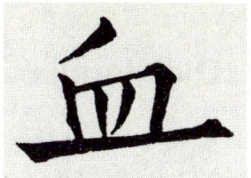

Blut (hsüeh)

Aus Sicht der Chinesen ist Xue eine Form des Qi. Es wird aus dem Nahrungs-Qi gebildet, das nach der chinesischen Medizin in Magen und Milz in Blut und Qi umgewandelt wird. Auch die Nieren sind an der Blutbildung beteiligt. Xue hat die Aufgabe, den Körper zu ernähren. Außerdem liefert Blut die materielle Basis für den Geist, Shen.

Xue-Mangel:

Wenn zu wenig Blut vorhanden ist, können Verwirrung, Unruhe, Rastlosigkeit sowie Ängstlichkeit, Reizbarkeit und Unzufriedenheit auftreten. Kennzeichen für Blutmangel sind Schwindel, blasses Aussehen, trockene Haut und Haare, schwache Monatsblutung. Bei Blutmangel müssen Magen, Milz und Nieren gestärkt werden.

Xue-Stau:

Wenn das Blut nicht mehr fließen kann, tritt auch ein Qi-Stau ein, und wenn der Qi-Fluß unterbrochen ist, staut sich das Blut. Bohrende, stechende Schmerzen an einer bestimmten Stelle sowie dunkle, klumpige Monatsblutung und eine dunkelrote Zunge zählen zu den Symptomen. Bei Menstruationsstörungen (zu viel oder zu wenig Blut, Schmerzen, prämenstruelles Syndrom) ist es zum Beispiel notwendig, die Harmonie der Leber als Ursache für den Blut-Stau auszugleichen.

Körperflüssigkeiten/Jinye

Sie stammen aus Nahrung und der Aufnahme von Flüssigkeiten. Milz und Magen wandeln diese um und trennen sie in reine und unreine Körperflüssigkeiten (Jinye). Die unreinen Körperflüssigkeiten werden über Dickdarm, Dünndarm und Harnblase ausgeschieden. Die reinen dagegen wandern über die Lunge in die Haut und verteilen sich dort. Die Aufgabe der Jinye besteht in der Versorgung des Körpers mit Flüssigkeit, in der Befeuchtung also. Dazu zählen auch Gehirn, Knochenmark, Rückengelenke, Augen, Ohren, Nase, Mund. Bei einem Mangel kommt es zu allgemeiner Trockenheit und Durst. Eine Stauung der Jinye führt zu Schwellungen und Ödemen im Körper.

4. Die Meridiane

Was sind Meridiane?
Der Begriff Meridian als Bezeichnung für die Akupunkturleitbahn hat sich im Westen etabliert. Schiffsärzte haben den Begriff aus dem fernen Osten zu uns gebracht. Das chinesische Wort für das Meridiansystem ist Jing Luo. Jing bedeutet »das im Inneren befindliche Blutgefäßsystem«. Luo heißt »Netzwerk«.

Unsere Lebensenergie, das Qi, fließt durch die Leitbahnen des Körpers, die Meridiane. Meridiane sind mit Flüssen vergleichbar, die den gesamten Körper knapp unterhalb der Haut mit ihrem äußeren Verlauf durchziehen. Die inneren Bahnen verbinden sich und fließen zum jeweiligen Organ. Die Meridiane geben äußere Einwirkungen nach innen weiter, und sie geben Auskunft über den Zustand des jeweiligen Organs. Über die Akupunkturpunkte, die auf den Meridianen liegen, kann der TCM-Therapeut gezielt Einfluß auf eine gestörte Organfunktion nehmen. Auf den Meridianen liegen die meisten der 361 Akupunkturpunkte. Ein Akupunkturpunkt ist ein besonderer Bereich in der Haut, genauer, in der Muskulatur. Er hat eine spezifische Wirkung auf ein Gewebe, ein Organ, einen Körperbereich und leitet den Impuls der Behandlung zum jeweiligen Bereich weiter.

Im Alten China wurden die Leitbahnen und Akupunkturpunkte am schmerzunempfindlichen Objekt gelehrt. Der Vorarbeit von Wang Weiyi, einem gelehrten Beamten, verdankten im Jahr 1027 seine Schüler zwei lebensgroße, gegossene Bronzefiguren. Auf diesen waren alle Meridiane verzeichnet. Löcher stellten die Akupunkturpunkte dar. Diese waren außen mit Wachs beschichtet und innen mit Wasser gefüllt. Hier konnten die Absolventen der Medizinschule am stummen Objekt ihr Können demonstrieren: Nur wenn sie den Akupunkturpunkt richtig trafen, trat Wasser aus.

Das Meridiansystem ist in zwölf Hauptmeridiane und acht außerordentliche Meridiane (Sondermeridiane) aufgeteilt. Die zwölf Hauptmeridiane sind paarweise angeordnet, je ein Yin-Meridian und ein Yang-Meridian gehören zusammen. Benannt sind sie nach den Organen, die sie mit ihrem inneren Verlauf versorgen. Die Yin-Meridiane verlaufen auf der Körpervorderseite, die Yang-Meridiane auf der Rückseite.

Meridianseite 1

Herz 1:
höchste Quelle
(Jiquan)

– beseitigt Leere-Hitze
  des Herzens
– Folgezustände von
  Schlaganfällen,
  Schmerzen der
  oberen Extremität,
  psychische
  Rastlosigkeit,
  Schlafstörungen,
  Herzschmerzen

Herz 7:
Tor des Geistes
(Shenmen)

– alle Herzsyndrome
– beruhigt den Geist
– nährt das Herzblut
– Ängstlichkeit,
  Schlafstörungen,
  Vergeßlichkeit,
  Palpitationen, große,
  sorgenvolle Unruhe

Herz 9:
brandendes, kleines
Yin (Shaochong)

– unterdrückt inneren
  Wind, beruhigt Geist
– Wiederherstellung
  des Bewußtseins,
  unterstützt Herz und
  Kreislauf, erster
  Hilfepunkt bei
  Bewußtlosigkeit

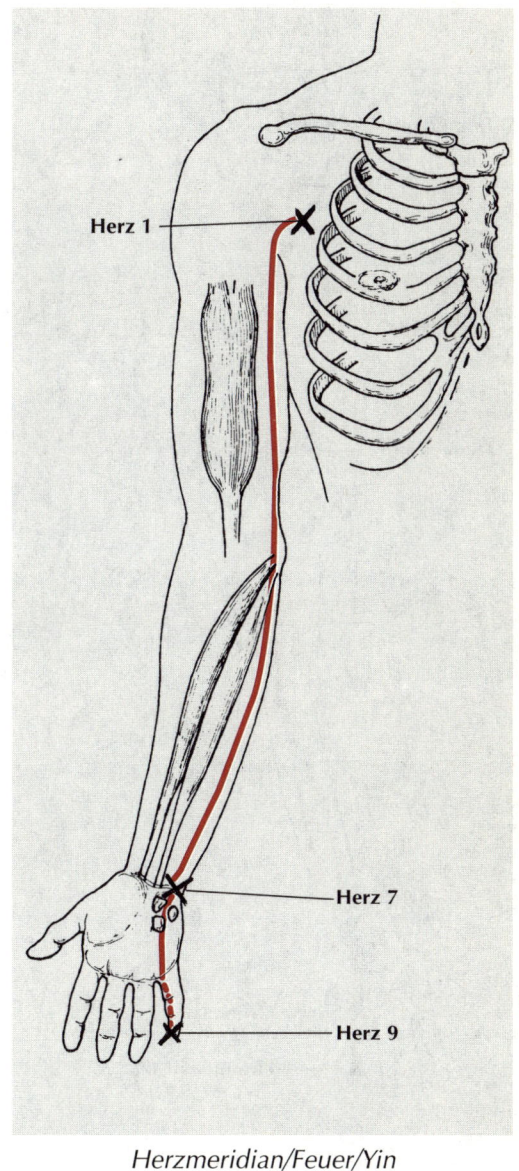

Herzmeridian/Feuer/Yin

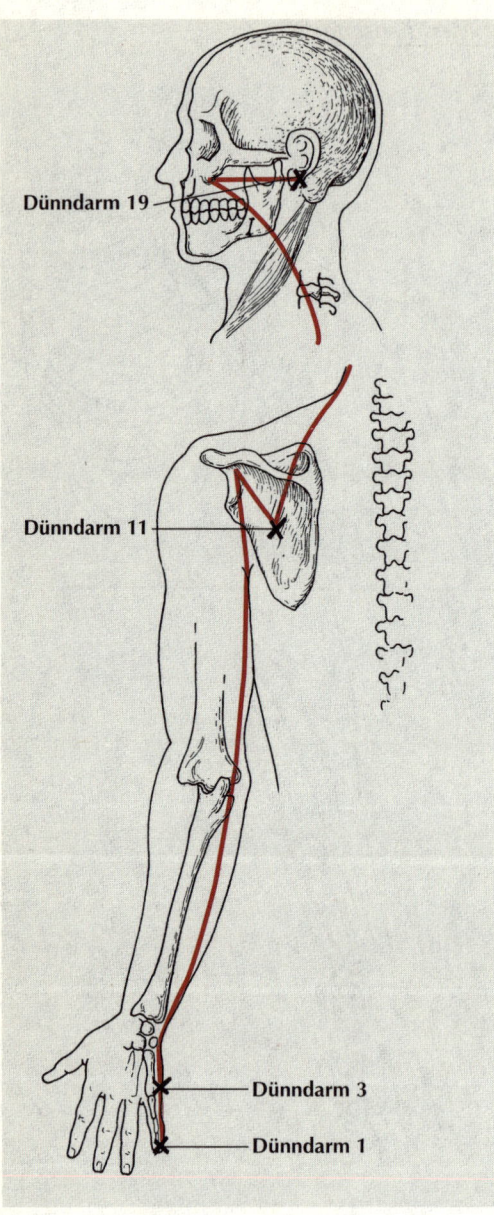

Dünndarm 19

Dünndarm 11

Dünndarm 3

Dünndarm 1

Dünndarm 1: kleiner Sumpf (Shaoze)

– vertreibt Wind, Hitze
– Nackensteifheit, Kopfschmerz, akute Mandelentzündung

Dünndarm 3: (Houxi)

– vertreibt Wind
– klärt Geist
– Krämpfe, entspannt den Bewegungs-apparat, Rücken-schmerzen

Dünndarm 11: Himmlische Zuordnung (Tianzong)

– Schulterschmerzen

Dünndarm 19: Palast des Hörens (Tinggong)

– Tinnitus, Taubheit, Schwerhörigkeit

Dünndarm/Feuer/Yang

Blase 1: Augenglanz (Jingming)

Anfangspunkt
Blasenmeridian
– alle Augen-
   erkrankungen

Zustimmungspunkte (Shu-Punkte):

– besonders wichtig in
   der Behandlung
   chronischer
   Erkrankungen
– liegen alle auf dem
   inneren Ast des
   Blasenmeridians
– transportieren Qi zu
   den inneren
   Organen, wirken
   also auf die inneren
   Organe
– beeinflussen das
   Sinnesorgan, das
   zum jeweiligen
   Organ gehört
– bei Druckschmerz
   Hinweis auf
   das entsprechende
   Organ

Blase 13: (Feishu)

Zustimmungspunkt
Lunge
Sinnesorgan Nase
– Lungen-
   Disharmoniemuster
– Husten, Asthma
– steigert Abwehr-Qi
– Erschöpfung

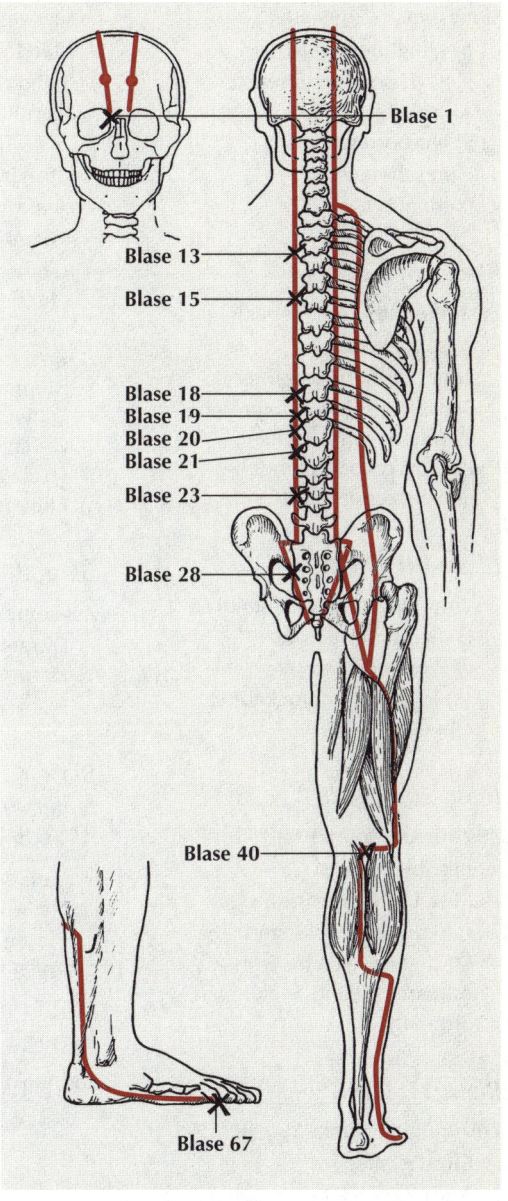

Blasenmeridian/Wasser/Yang

35

Blase 15: (Xiushu)

Zustimmungspunkt Herz
Sinnesorgan Zunge
- beruhigt den Geist
- Herz-Disharmoniemuster
- Ängstlichkeit, Nervosität, Schlafstörungen
- Herzschmerzen
- Palpitationen

Blase 18: (Ganshu)

Zustimmungspunkt Leber
Sinnesorgan Augen
- Leber-Disharmoniemuster
- Spannungsgefühl unter dem Rippenbogen, Übelkeit, Reizbarkeit, Schwindel, Schmerzen im Rücken

Blase 19: (Danshu)

Zustimmungspunkt Gallenblase
- Gallenblasen-Disharmoniemuster
- Völlegefühl, Schluckauf, Übelkeit

Blase 20: (Pishu)

Zustimmungspunkt Milz
Sinnesorgan Mund
- Milz-Disharmoniemuster
- stärkt Milz und Magen
- Müdigkeit, weiche Stühle, Appetitlosigkeit, Senkungen, Blutmangel

Blase 21: (Weishu)

Zustimmungspunkt Magen
- Blutstärkung
- Aufstoßen, Übelkeit, Erbrechen, Magenschleimhautentzündung

Blase 23: (Shenshu)

Zustimmungspunkt Niere
Sinnesorgan Ohren
- stärkt die Nieren
- nährt die Essenz
- stimuliert den Geist
- Nieren- und Blasen-Disharmoniemuster
- stärkt Willenskraft
- verbessert die Stimmung
- Unfruchtbarkeit, Impotenz, chronisches Asthma, akute und chronische Kreuzschmerzen, Blutmangel, Osteoporose, Schwindel, Gedächtnisstörungen, Erschöpfung, Ohrenprobleme

Blase 28: (Panggoangshu)

Zustimmungspunkt Blase
- Erkrankungen des Harntraktes
- Blasenentzündung

Blase 40: Unterstützende Mitte (Weizhong)

- beseitigt Hitze und Nässe der Blase
- Blasen-Disharmoniemuster
- Rückenschmerzen

Blase 67:

Endpunkt Blasenmeridian

Niere 1:
Sprudelnde Quelle
(Yongquan)

Anfangspunkt
Nierenmeridian
- beruhigt das gesamte Qi
- stärkt das Yin
- beruhigt den Geist
- kann bei Ohnmacht das Bewußtsein wiederherstellen

Niere 3:
Großer Wildbach (Taixi)

- stärkt die Niere allgemein
- reguliert Menstruation
- Menstruationsstörungen
- Kreuzschmerzen

Niere 6:
Leuchtendes Meer
(Zhaohai)

- nährt das Yin
- stärkt die Niere
- chronische Augenerkrankungen, Ruhelosigkeit, Schlafstörungen, Hauterkrankungen

Niere 27:
Herrenhaus des
Transportpunktes (Shufu)

Endpunkt Nierenmeridian
- stillt Husten
- beruhigt Asthma
- löst Schleim

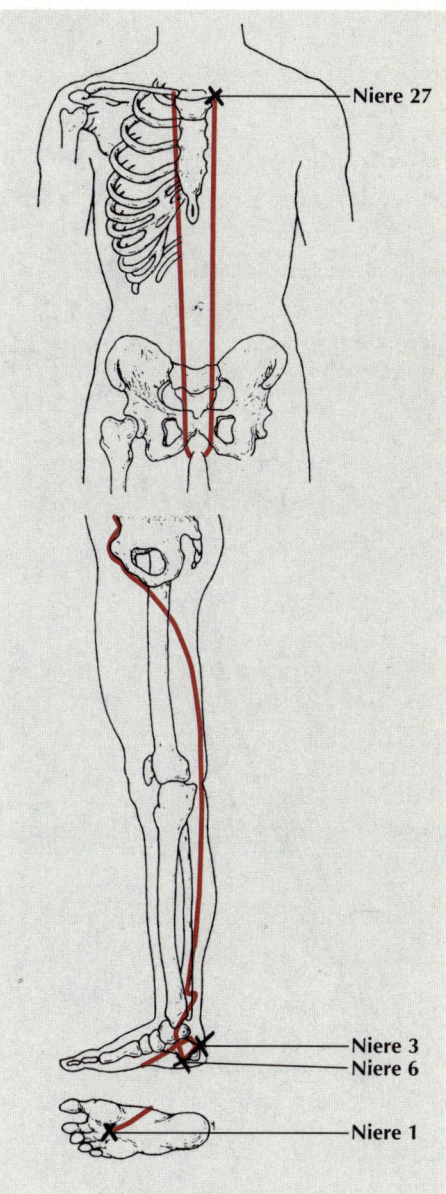

Niere 27

Niere 3
Niere 6

Niere 1

Nierenmeridian/Wasser/Yin

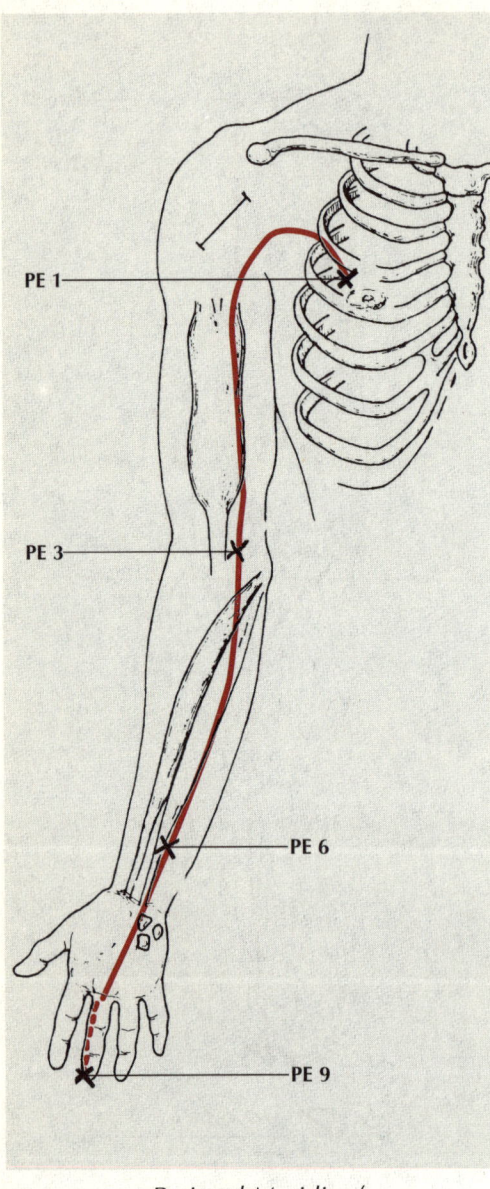

PE 1:

Anfangspunkt Pericard-Meridian

PE 3:
An einer Biegung gelegener Sumpf (Quze)

– befriedet den Magen
– beseitigt Hitze
– beruhigt den Geist
– Übelkeit, Erbrechen, Fieber, Panikzustände

PE 6:
Inneres Tor (Neiguan)

– harmonisiert Magen
– beruhigt Geist
– befreit Brustkorb
– Schmerzen und Enge im Brustkorb, Reizbarkeit, Unruhe, prämenstruelle Depression, Übelkeit, Erbrechen, unregelmäßige, schmerzhafte Regelblutungen

PE 9:

Endpunkt Pericard-Meridian

Pericard-Meridian/
Kreislauf-Sexus-Meridian/Feuer/Yin

*Drei
Erwärmer 1:*

Anfangspunkt
Dreifach-Erwärmer

*Drei
Erwärmer 3:
Mittlere kleine
Insel (Zhongzhu)*

– unterstützt
das Ohr
– bewegt das Qi
der Leber
– Ohrensausen,
Schwerhörigkeit,
Schwindel,
Stimmungs-
schwankungen

*Drei
Erwärmer 14:
Schulterspalte
(Jianliao)*

– Schmerzen des
Schultergelenks

*Drei
Erwärmer 23:*

Endpunkt Dreifach-
Erwärmer

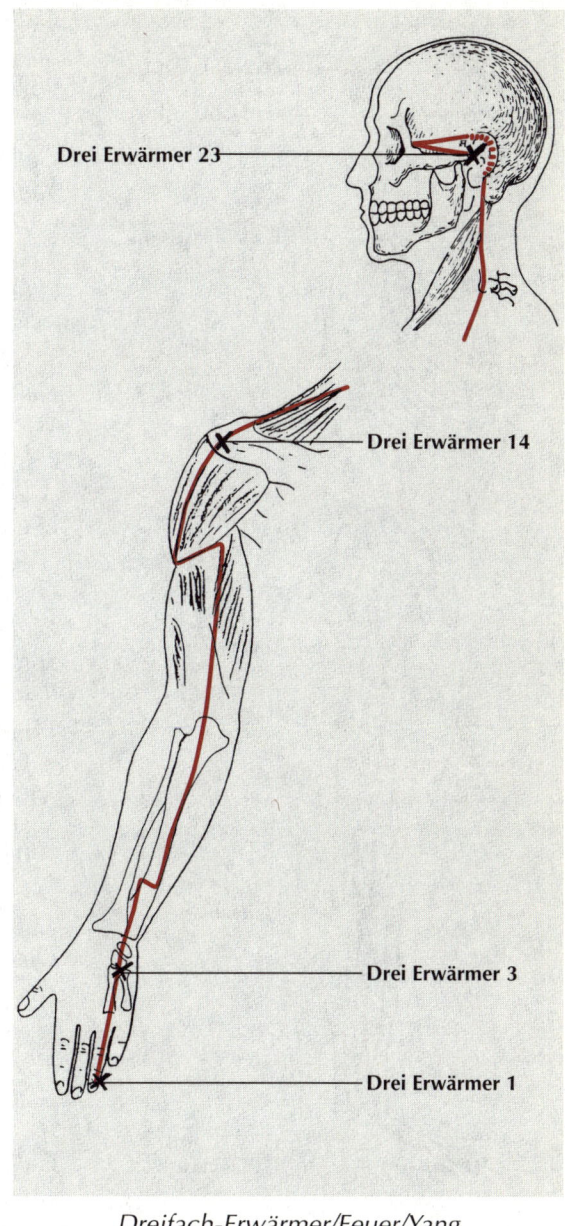

Drei Erwärmer 23

Drei Erwärmer 14

Drei Erwärmer 3

Drei Erwärmer 1

Dreifach-Erwärmer/Feuer/Yang

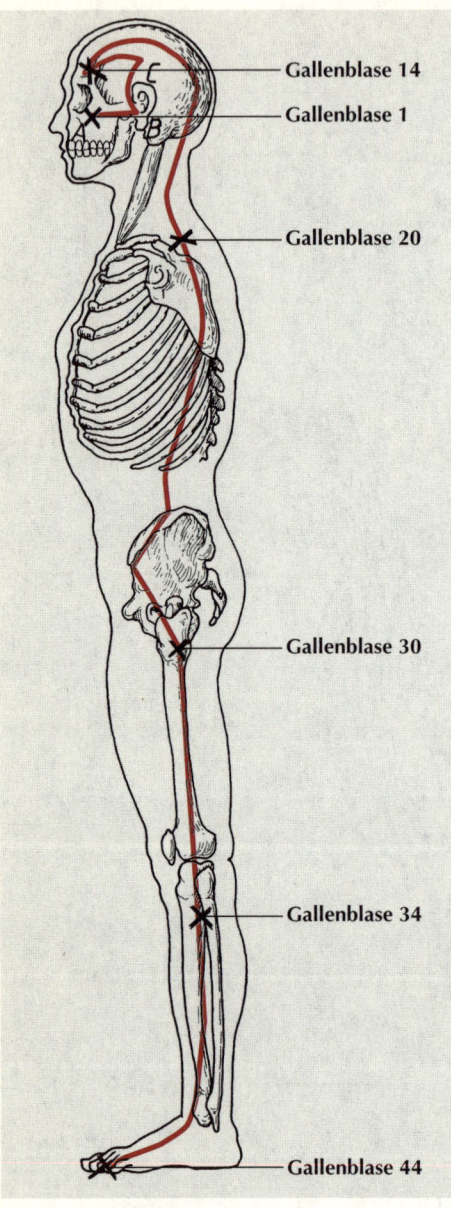

Gallenblase 14

Gallenblase 1

Gallenblase 20

Gallenblase 30

Gallenblase 34

Gallenblase 44

Gallenblasenmeridian/Holz/Yang

Gallenblase 1:

Anfangspunkt
Gallenblasenmeridian

Gallenblase 14:
Yang-Weiß (Yangbei)

– unterdrückt
   aufsteigendes Qi
– Stirnkopfschmerz,
   Fazialisparese

Gallenblase 20:
Windteich (Fengchi)

– eliminiert Wind
– klärt Augen
– Kopfschmerz, Nacken-
   steife, Schwindel

Gallenblase 30:
Springender Kreis
(Huantiao)

– beseitigt
   Leitbahnstörungen
– Ischialgien
– Hüftgelenk-
   beschwerden

Gallenblase 34:
Quelle am Yang-Hügel
(Yanglingquan)

– entspannt die Sehnen
– Muskelkrämpfe und
   Spasmen

Gallenblase 44:

Endpunkt Gallenblasen-
meridian

Leber 1:

Anfangspunkt Leber-
Meridian

Leber 3:
Großes Branden
(Taichong)

– unterdrückt
  Leber-Yang
– beruhigt den Geist
– nährt Blut
– Migräne, Krämpfe,
  Ungeduld,
  Reizbarkeit, Streß

Leber 5: Kürbisgraben
(Ligou)

– spezielle Verbindung
  zum
  Uro-Genital-Trakt
– Menstruations-
  störungen
– Harnentleerungs-
  störungen, Kloßgefühl
  in der Kehle

Leber 13:
Abschnittstor
(Zhangmen)

– unterstützt Magen
  und Milz
– Durchfall,
  Blähungen,
  Verdauungsstörungen

Leber 14:

Endpunkt
Lebermeridian

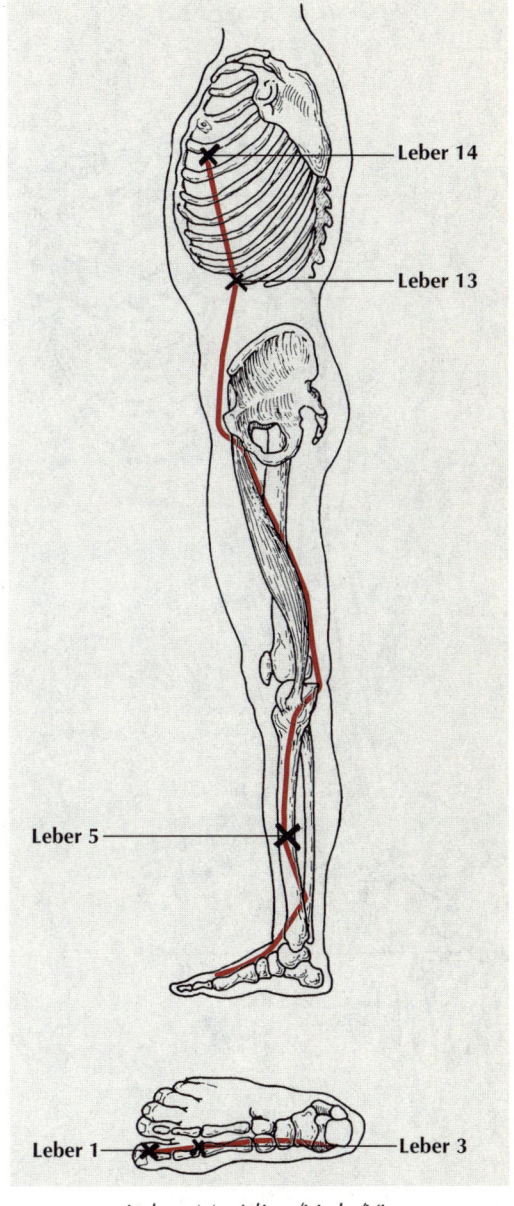

Leber-Meridian/Holz/Yin

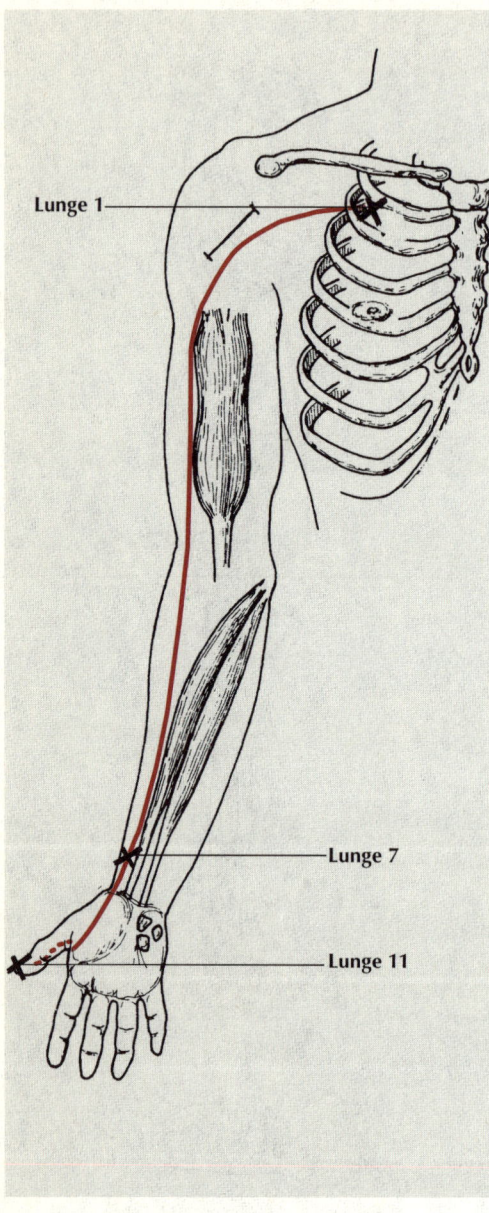

Lunge 1

Lunge 7

Lunge 11

Lungen-Meridian/Metall/Yin

Lunge 1:
Zentrale Residenz
(Zongfu)

Anfangspunkt Lungen-Meridian

- reguliert das Lungen-Qi
- stärkt die Lunge
- Husten, Verschleimung, Halsschmerzen, Brustschmerzen, Schulterschmerzen

Lunge 7:
Unterbrochene
Reihenfolge (Lieque)

- fördert Funktionen des Lungen-Qi
- öffnet Wasserwege
- stärkt Abwehrfunktionen
- Erkältung, Husten, Schnupfen
- erleichtert Sorge, Kummer und Traurigkeit
- Kopfschmerzen
- Ödeme und Harnverhalten

Lunge 11:
Geringeres Metall
(Shaoshang)

- stärkt Lungen-Qi
- stellt Bewußtsein wieder her
- Erkältungen, Halsschmerzen
- Kollaps, Ohnmacht

Dickdarm 1:

Anfangspunkt
Dickdarm-Meridian

Dickdarm 4:
Talverbindung (Hegu)

– stärkt
  Lungenfunktionen
– vertreibt Wind
– beruhigt allgemein
– entkrampft
– wirkt Schmerzen
  entgegen
– Schnupfen, Husten,
  Erkältungen
– Schmerzen allgemein
– dämpft
  Angstzustände

Dickdarm 11:
Gewundener Teich
(Quchi)

– vertreibt Wind, Hitze
  und Nässe
– unterstützt Sehnen
  und Gelenke
– Fieber, Erkältungen,
  Hauterkrankungen
– Schulter-Arm-
  Syndrom

Dickdarm 20:
Duft Willkommen
(Yinxiang)

Endpunkt Dickdarm-
Meridian
– vertreibt Wind
– Nasenprobleme aller
  Art

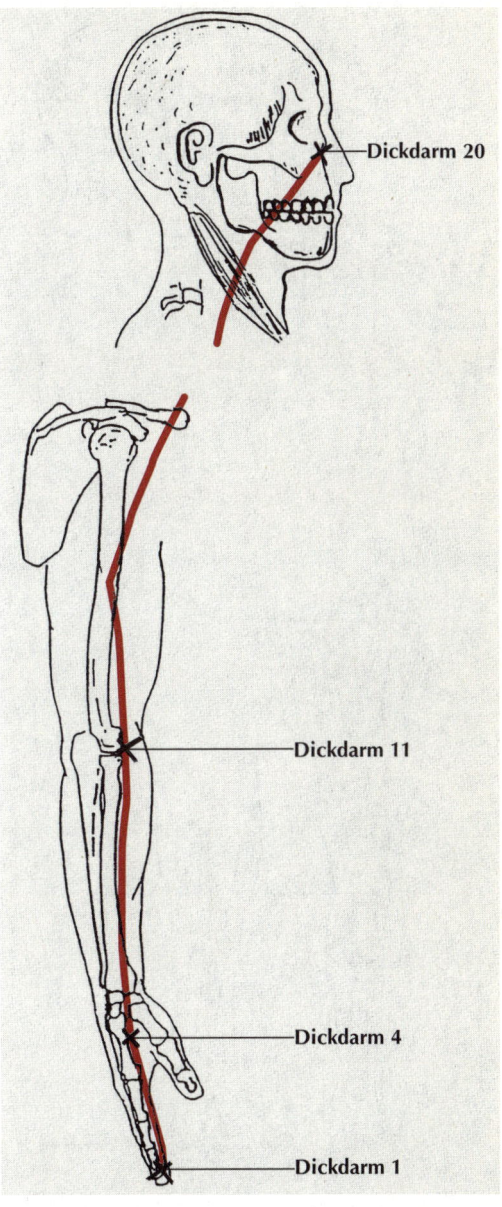

Dickdarm-Meridian/Metall/Yang

43

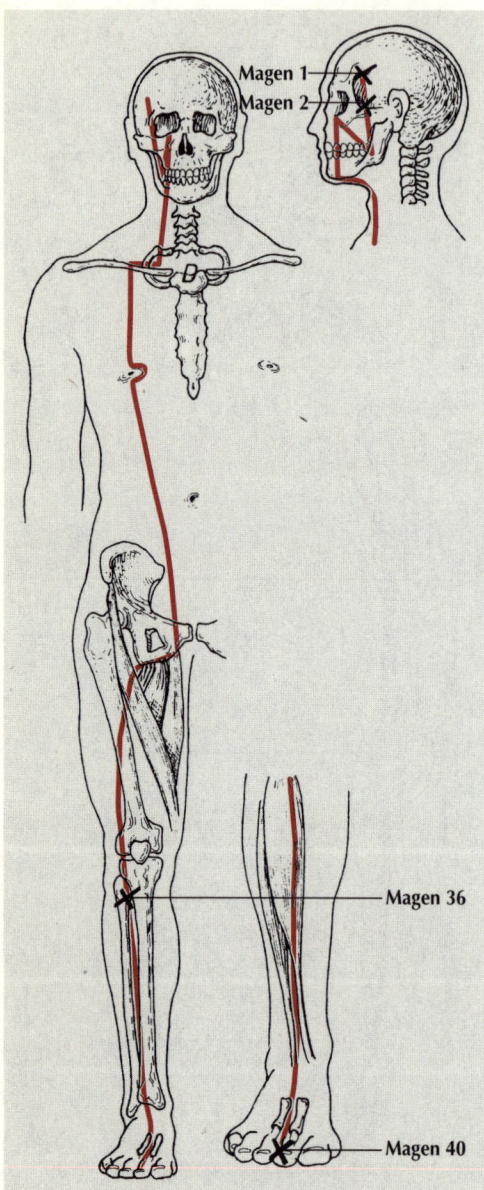

Magen-Meridian/Erde/Yang

Magen 1:

Anfangspunkt Magen-Meridian

Magen 2: Die vier Weisen (Sibai)

– vertreibt Wind
– klärt die Augen
– Augenprobleme aller Art

Magen 36:
Drei Meilen des Flusses (Zusanli)

– unterstützt Magen und Milz
– stärkt Blut
– reguliert Abwehr
– stärkt allgemein
– wirkt stark psychisch aufhellend
– Blutmangel, Magenbeschwerden, Abwehrschwäche, Depressionen, Schwäche, Müdigkeit

Magen 40: Reiche Wölbung (Fenglong)

Endpunkt Magen-Meridian

– beseitigt Schleim und Nässe
– beruhigt Geist
– öffnet Brustkorb
– jegliche Verschleimung, Schwindel, Ängstlichkeit, Brustenge

Milz-Pankreas 1:

Anfangspunkt Milz-
Pankreas-Meridian

Milz-Pankreas 6:
Treffen der drei Yin
(Sanyinjiao)

– stärkt Milz,
  Niere und Leber,
  Blut und Yin
– reguliert Uterus und
  Menstruation
– stillt Schmerzen
– beruhigt den Geist
– Müdigkeit,
  Appetitstörungen,
  Durchfall,
  Blutmangel
– Dysmenorrhoe,
  unregelmäßige
  Zyklen
– Schlafstörungen,
  Unruhe

Milz-Pankreas 10:
Meer des Blutes
(Xuehai)

– stärkt und reguliert
  Blut
– reguliert
  Menstruation
– Dysmenorrhoe,
  unregelmäßige
  Zyklen,
  Blutmangel

Milz-Pankreas 21:

Endpunkt Milz-
Pankreas-Meridian

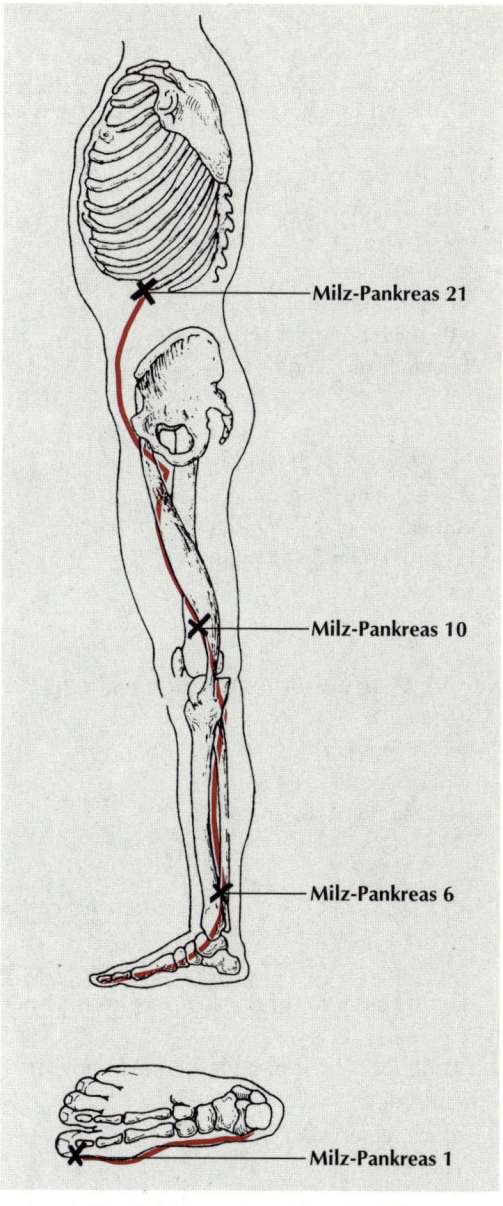

Milz-Pankreas 21

Milz-Pankreas 10

Milz-Pankreas 6

Milz-Pankreas 1

Milz-Pankreas-Meridian/Erde/Yin

45

Die Sondermeridiane

Meridianseite 13

Konzeptionsgefäß: Mutter des Yin
(verläuft auf der Körpervorderseite auf der Mittellinie)

KG 4: Tor des Ursprungs-Qi (Guanjuan)
- nährt Blut und Yin
- stärkt Yang
- reguliert Uterus
- Menstruationsstörungen
- schwache Konstitution
- Ängstlichkeit, Unruhe

KG 6: Meer des Qi (Qihai)
- stärkt Qi und Yang
- körperliche und psychische Erschöpfung
- Schmerzen im Bauchraum
- Kältegefühl

KG 17: Mitte des Brustkorbs (Shanzhong)
- stärkt Qi
- befreit Brustkorb
- stärkt Herz und Lunge
- löst Stauungen im Brustkorb

Meridianseite 14

Lenkergefäß/Vater des Yang
(verläuft auf der Körperrückseite auf der Mittellinie)

Lenkergefäß 4: Tor der Vitalität (Mingmen)
- stärkt Niere
- stärkt unteren Rücken
- stärkt Essenz
- Kälte, Müdigkeit, Depression, Vitalitätsmangel, Konstitutionsschwäche

Lenkergefäß 20: Hundertfaches Zusammentreffen (Baihui)
– klärt den Geist
– stärkt Yang
– stärkt Milz
– stark stimmungsaufhellend
– Prolapsbeschwerden
– unterstützt Wiederbelebung bei Bewußtlosigkeit

Lenkergefäß 26: Mitte des Menschen (Renzhong)
– fördert Wiederbelebung
– unterstützt die Lendenwirbelsäule
– Kreuzschmerzen

Zusammen gehören:

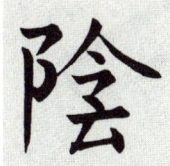 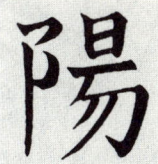

Yin	Yang
Nieren-Meridian	Blasen-Meridian
Kreislauf-Meridian	Dreifach-Erwärmer-Meridian
(Pericard-Meridian)	Gallenblasen-Meridian
Leber-Meridian	Dickdarm-Meridian
Lunge-Meridian	Magen-Meridian
Milz-Pankreas-Meridian	Dünndarm-Meridian
Herz-Meridian	

Zusammen bilden sie ein geschlossenes Meridiansystem, in dem die Energie permanent fließt. Jeder von ihnen versorgt den Bereich des Körpers, den er mit Energie durchströmt und zudem das Organ, nach welchem er benannt ist. Über die Akupunkturpunkte des Meridians ist so das jeweilige Organ sowie die betreffende Region des Körpers beeinflußbar. Zusätzlich haben die Akupunkturpunkte weitere spezielle Indikationen und bestimmte Fernwirkungen.

5. Die Organuhr

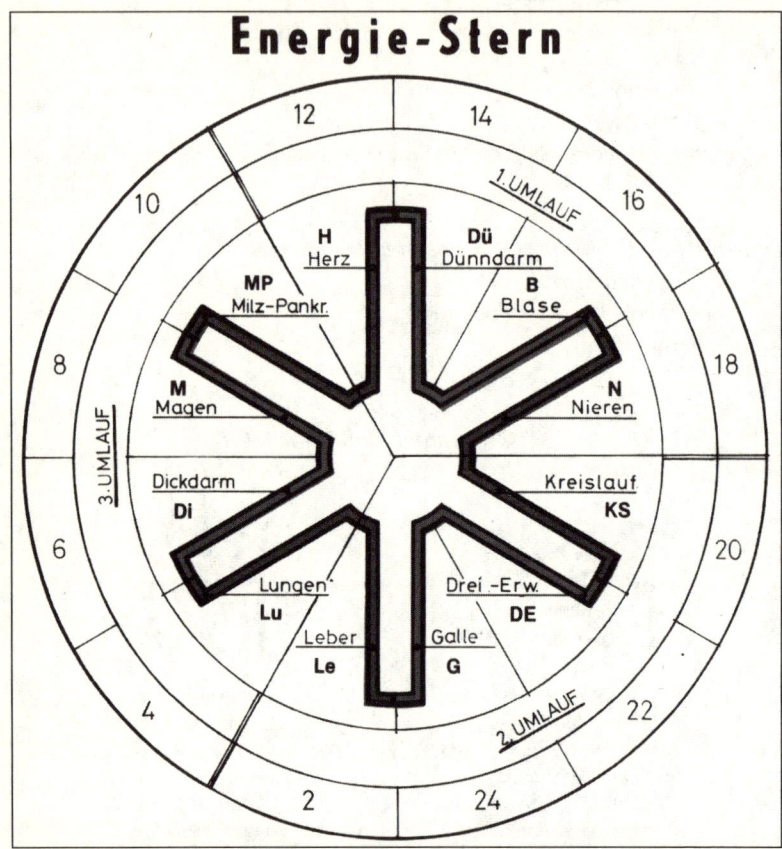

© Lehrinstitut für AKUPUNKT-MASSAGE nach Penzel, Willy-Penzel-Platz 2, D-37619 Heyen,
11. erweiterte Auflage 1995, Grafik: A. Spreckelmeyer

Das Qi fließt innerhalb von 24 Stunden durch die zwölf Meridiane. Es versorgt somit in einem bestimmten Rhythmus diese zwölf Haupt-Meridiane, die dazugehörigen Organe und das Gewebe. Aus dieser Erkenntnis der Chinesen stammt der Begriff der Organ-Uhr. Für die betreffende Leitbahn bedeutet dieser Zeitraum eine sogenannte Maximalzeit. Der Meridian ist maximal mit Energie versorgt, sein gegenüberliegender Meridian minimal.

Das Wissen um die Organ-Uhr ist für die Diagnose in der TCM von enormer Bedeutung. Viele Beschwerden machen sich immer um eine bestimmte Uhrzeit bemerkbar. Damit lassen sich Rückschlüsse auf einen bestimmten Meridian, beziehungsweise auf ein bestimmtes Organ ziehen.

Ein Beispiel: Viele Menschen wachen immer um ein Uhr morgens auf und schlafen erst gegen drei Uhr wieder ein. Aufgrund der Aufwach-Zeit kann der TCM-Therapeut auf eine Disharmonie des Leber-Funktionskreises schließen. Wenn dagegen starkes Husten in den frühen Morgenstunden auftritt, liegt dies in der Maximalzeit des Lungenmeridians. Besonders Asthmatiker haben in dieser Zeit oft heftige Beschwerden. Ein Organ und sein Meridian weisen während der Maximalzeit einen Zustand größerer Aktivität und Sensibilität auf als in den übrigen 22 Stunden. Fülle-Erkrankungen verschlimmern sich deutlich zur jeweiligen Maximalzeit des Meridians.

In der gegenüberliegenden Zeit, der sogenannten Minimalzeit, ist der Meridian am wenigsten mit Energie durchflutet. In dieser Zeit verschlimmern sich Leere-Erkrankungen. Therapeutisch kann man dieses Wissen nutzen, indem man bestimmte Anwendungen zu bestimmten Zeiten macht. Zum Beispiel ist es im Fall einer Leberdisharmonie besonders wirksam, gegen 14 Uhr nachmittags auszuruhen oder einen Leberwickel zu machen, denn in dieser Zeit bekommt die Leber am wenigsten Energie und ist damit am schwächsten.

6. Die fünf Elemente

Holz, Feuer, Erde, Metall, Wasser

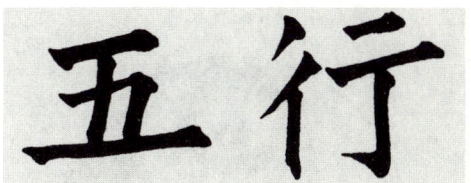

Die fünf Elemente (wu-hsing)

Im Reich der Mitte glaubt man, alles entstehe aus dem Wandel der fünf Elemente. Der Begriff »hsing« wird häufig als »Wandlungszustände« definiert. Bereits in einem Abschnitt des »Buches der Urkunden« werden die Wandlungszustände beschrieben: »Das Wasser hat die Natur zu befeuchten und nach unten zu fließen. Das Feuer brennt und schlägt nach oben. Das Holz wird gebogen und gerade gerichtet. Das Metall muß geformt werden. Die Erde wird bestellt und abgeerntet.«

Die fünf Elemente bilden zusammen wiederum ein Ganzes. Sie sind es auch, die für das menschliche Überleben notwendig sind. Aus der Erde kommt die Nahrung, Holz und Feuer braucht man, um sie zuzubereiten. Wasser ist Flüssigkeitsaufnahme und zum Bewässern der Felder, also der Erde, notwendig. Die zum Anbau der Nahrung nötigen Geräte, zum Beispiel ein Pflug, sind aus Metall. Basis aller Elemente ist das Wasser.

Den fünf Wandlungszuständen sind eine Vielzahl von Parallelen analog zugeordnet. Dazu gehören die fünf Farben (rot, gelb, weiß, blau und grün), die fünf Tiere – haarige, gefiederte, schuppige, gepanzerte und nackte –, die fünf Geschmacksrichtungen (salzig, süß, sauer, scharf, bitter) und natürlich die Jahreszeiten (Frühling, Sommer, Herbst und Winter). Als fünfte Jahreszeit galt im Alten China der Spätsommer, die Übergangszeit zum Herbst.

Holz, Feuer, Erde, Metall und Wasser spiegeln das Prinzip von Yin und Yang wider und sind eine weitere, feinere Unterscheidung der Prinzipien des Yin und Yang. Ebenso wie Jahreszeiten, Geschmacksrichtungen, Farben und Sinnesorgane zum jeweiligen Element gehören, zählen dazu auch Emotionen, bestimmte Körperteile, besondere Art von Träumen, Getreidesorten und vieles mehr. Jedem der fünf Elemente sind wiederum Meridiane und die jeweiligen Organe zugeordnet. Ein Element ist eine in sich vernetzte Funktionseinheit, ein Funktionskreis.

Die symbolische Bedeutung der fünf Elemente

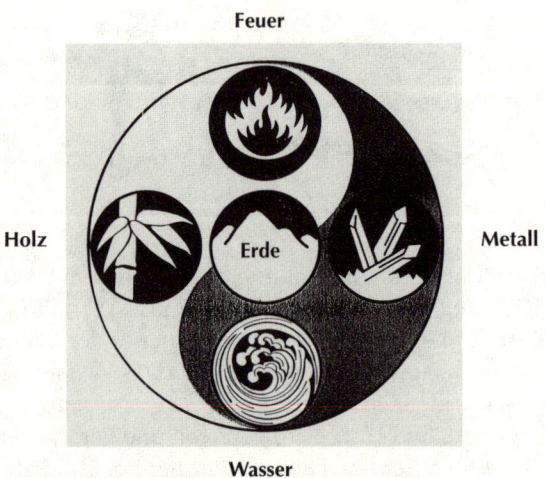

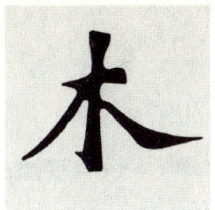

Holz

Holz verkörpert Lebenskraft und Selbstbewußtsein. Der Wandlungszustand Holz stellt Expansion, Kreativität und Wachstum dar. Der
Baum, der das Wesen dieses Elements verkörpert, symbolisiert auch
die Lebendigkeit der Natur. Für die Kraft des Neubeginns steht die
Jahreszeit Frühjahr. Die expansive Kraft des Elementes Holz verspricht
schnelles Wachstum. Das Alte wird ad acta gelegt, Neues mit Be-
geisterung geplant und in die Tat umgesetzt. Im Frühjahr werden
Wünsche wach, deren Realisierung wiederum Herausforderung und
Spannung erzeugt.

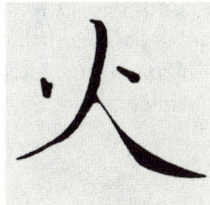

Feuer

Wenn das Schöpferische das Zentrum des Empfangenden in sich aufgenommen hat, so entsteht das Bild des Feuers. Im I-Ging, dem Buch
der Wandlungen, wird Feuer als das Haftende beschrieben. Ohne
eine festgelegte Gestalt haftet es an brennenden Objekten, die ihm
Leuchtkraft und Helligkeit verleihen. Feuer flackert von der Erde em-
por, Wasser dagegen stürzt vom Himmel herab.

Im tibetischen Tantrismus wird Feuer als männliches Symbol ge-
deutet; der Feuerplatz gilt als Zeichen des Weiblichen. Das Feuer-
treten ist ein Frühlingsritual.

Als Wandlungszustand sind dem Feuer die Farbe rot und der Ge-
schmack bitter zugehörig. Geruch nach Verbranntem, als Richtung
Süden, als Haustier Huhn und gefiederte Tierarten gehören zu diesem
Element.

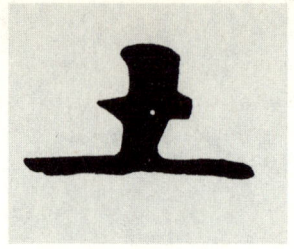

Erde

Die Polarität des Yin und Yang spiegelt sich in der Bedeutung der Erde und natürlich des Himmels wider. Himmel und Erde sind ein Paar, das eine ist nicht möglich ohne das andere.

Im Buch der Wandlungen, dem I-Ging, wird die Erde als das Empfangende beschrieben. Das Bild der Erde ist das Zeichen der Hingabe. Die Erde symbolisiert neben ihrer räumlichen Ausdehnung auch die Stabilität. Sie trägt und bewahrt ausnahmslos alles Gute und Böse. Im Buch der Wandlungen hat die Erde als Zeichen das Quadrat, der Himmel dagegen ist ein Kreis.

Als Wandlungszustand sind der Erde die Zahl Zwei, der Geschmack süß und die Farbe gelb zugeordnet. Beim Tier steht sie für das Rind und beim Lebensmittel für Hirse. Außerdem gehört zu diesem Element die Tierart, das Nackte, der Mensch.

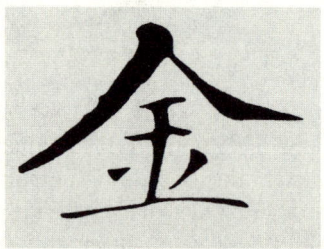

Metall

Das Element Metall ist mit der herbstlichen Jahreszeit verbunden. In dieser Zeit, in der die Pflanzen absterben, um im Frühjahr neu geboren zu werden, wurden im Alten China die Hinrichtungen vollzogen.

Neben der Himmelsrichtung Westen gehören zum Wandlungszustand Metall die Farbe weiß und als Geschmack das Scharfe. In der chinesischen Medizin sind dem Element Metall die Lunge und die Nase zugehörig.

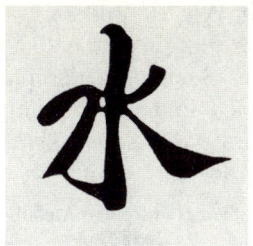

Wasser

»Das Wasser befeuchtet und strebt nach unten. Das Feuer brennt und strebt nach oben«, so lautet eine chinesische Weisheit. In der Philosophie entstehen Wasser und Feuer aus dem Ur-Einen. Ihre Verbindung erzeugt die fünf Elemente. In der chinesischen Sprache haben viele Ausdrücke zur Beschreibung der Sexualität mit dem Begriff Wasser zu tun. Im Tao te King heißt es: »Weiches überwindet das Harte, Schwaches überwindet das Starke.« Dies soll Vorbild für das angestrebte Verhalten zwischen Mann und Frau sein: Die schwache Frau wird letztendlich den starken Mann besiegen.

Im Buch der Wandlungen wird Wasser als das Abgründige dargestellt. Wasser verkörpert das Hineinstürzen. Von oben kommend, bewegt es sich auf der Erde. In Flüssen, Seen und Meeren sorgt es für Leben auf der Welt. Als Wandlungszustand ist dem Wasser die Farbe Schwarz, als Geschmack das Salzige und als Himmelsrichtung der Norden zugeordnet.

Die Zyklen des Lebens

Entwickelt haben sich die fünf Elemente aus der Betrachtung der Rhythmen der Natur und der Jahreszeiten. Wie sich die Natur äußerlich in Jahreszeiten wandelt, so vollzieht sich innerhalb des Menschen der zyklische Wandel der Elemente.

»Wir sind die Jahreszeiten. Wir sind die Elemente. Natur ist außen und innen in uns. Wir sind ein Ebenbild des Universums. Wir bewegen uns von Jahreszeit zu Jahreszeit in einem natürlichen, unendlichen Zyklus des Lebens«, so heißt das Gesetz der fünf Elemente.

Dies wußte bereits der Gelbe Kaiser: »Um den menschlichen Körper in Harmonie zu bringen, nimmt man als Maßstab die Gesetze der vier Jahreszeiten und die fünf Elemente.«

Die fünf Elemente stehen nicht nur im Zeichen des Yin und Yang, sie beschreiben auch die Wandlungsphasen des Qi. Gesundheit ist nichts anderes als die kosmische Wechselwirkung von Holz, Feuer,

Erde, Metall und Wasser. Wie Yin und Yang sind die Elemente untereinander im Gleichgewicht. Kein Element kann ohne das andere existieren. Die dynamische Beziehung der fünf Elemente und deren ewige Wandlung läßt sich in zwei Kreisläufen verdeutlichen, dem kontrollierenden und dem erzeugenden Zyklus.

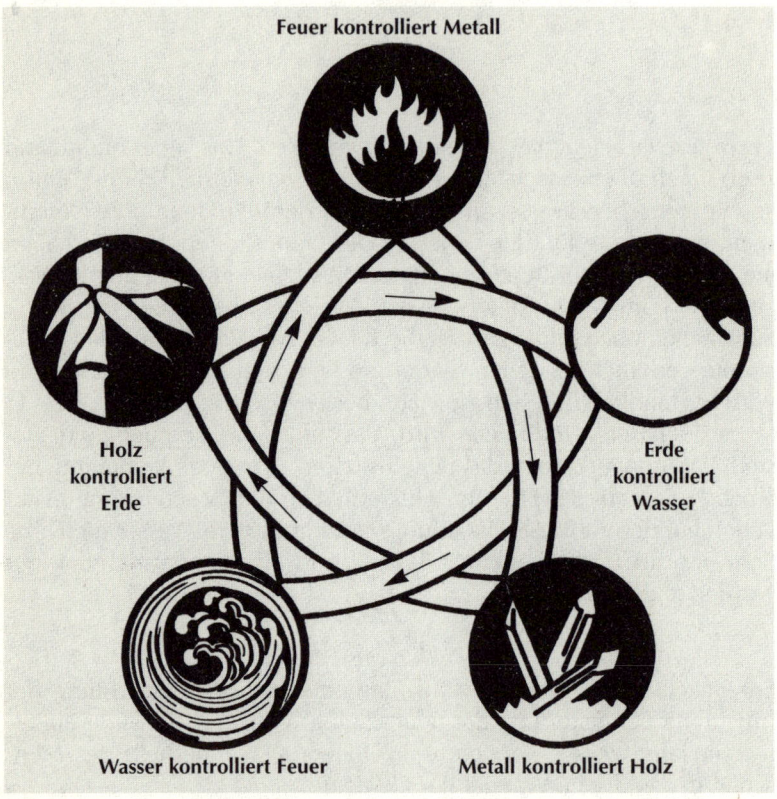

Kontrollzyklus der Elemente

Der dynamische Kreislauf zeigt, daß jeweils ein Element das übernächste kontrolliert, wodurch gewährleistet wird, daß keines im Übermaß vorhanden ist.

- Holz kontrolliert die Erde, denn Pflanzen und Bäume wachsen in der Erde.
- Die Erde kontrolliert das Wasser – Wasser fließt in die Erde.

➤ Das Wasser kontrolliert das Feuer – es löscht die Flammen.

➤ Das Feuer kontrolliert das Metall – im Feuer schmilzt Metall.

➤ Das Metall kontrolliert das Holz – mit der Axt werden Bäume gefällt.

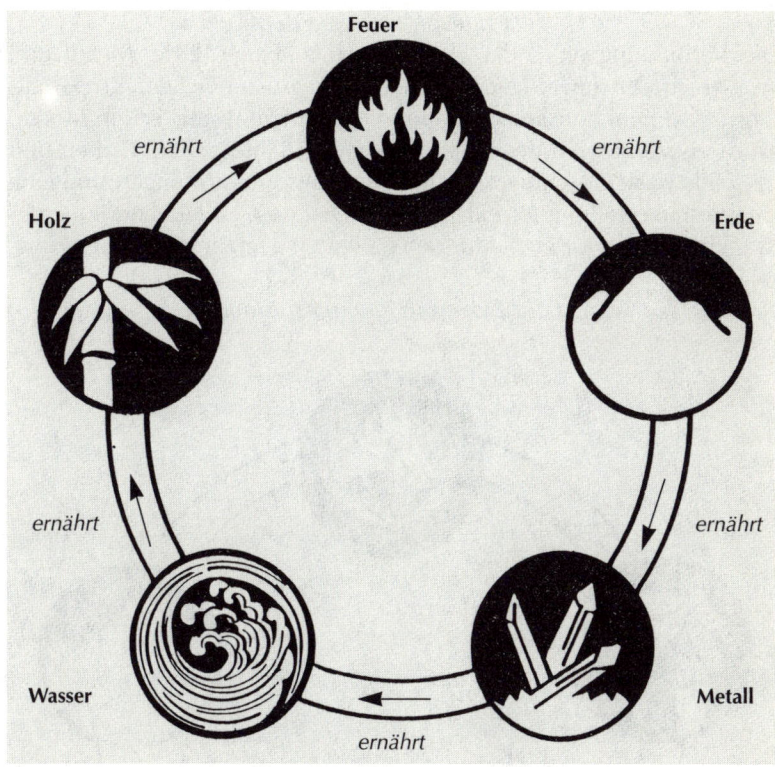

Ernährungszyklus der Elemente

Jedes Element ernährt das ihm folgende.

So wie die Jahreszeiten harmonisch ineinander übergehen, verwandeln sich auch die Elemente ineinander: Durch Verbrennen verwandelt sich Holz zu Asche. Die Asche wird zu Erde; daraus wiederum entsteht Metall. Durch Metall wird Wasser angezogen, das in der Erde das Holz ernährt.

Das Prinzip der Wandlungen beruht darauf, daß ein Element das nächste erzeugt und das übernächste kontrolliert. Die fünf Elemente sind ein Hinweis auf die Verbindung von Organen und deren möglichen Krankheiten. Viele Symptome lassen sich aber auch verschiedenen Wandlungsphasen zuordnen. Nicht nur das Organ, sondern auch eine Beziehung innerhalb des Zyklus' kann betroffen sein. Wird der Wandel gestört, entsteht Krankheit. Nur wenn diese Kreisläufe fließend ineinander übergehen, ist der Mensch gesund.

Das Entsprechungssystem

Die Verbindung eines der Elemente Holz, Feuer, Erde, Metall und Wasser zu den jeweiligen Organen, dem Aussehen, der Körperhaltung, wird Funktionskreis genannt. Der Funktionskreis ist ein Modell für die Beziehungen der Organe, Gewebe, Jahreszeiten, Farben und beispielsweise Geschmacksrichtungen. Diese Zuordnungen sind eine weitere Hilfestellung für eine gezielte Diagnose, die Behandlung der Krankheit sowie für eine – für den Patienten geeignetere – Ernährung.

Fünf Zyklen in einem Kreislauf

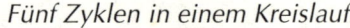

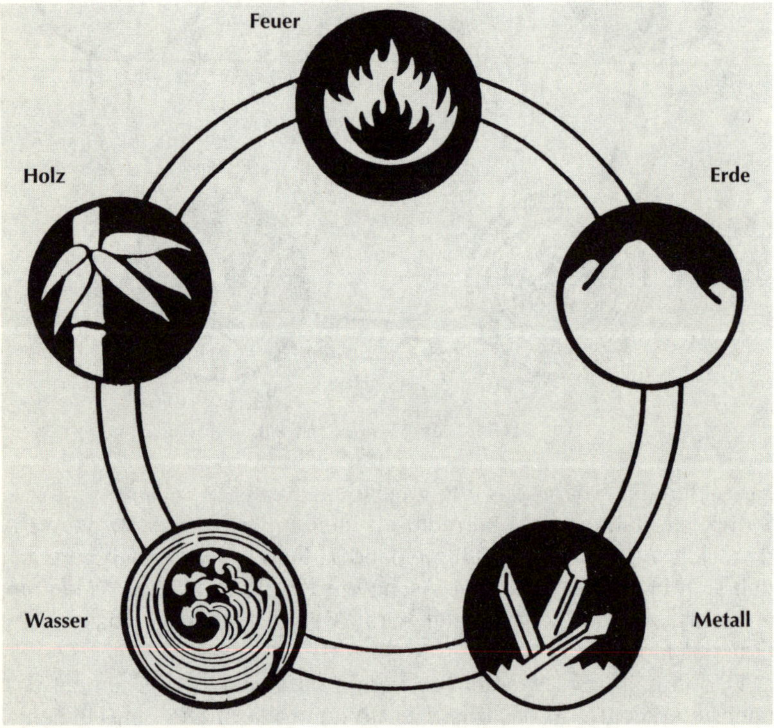

Der menschliche Organismus ist nach der Traditionellen Chinesischen Medizin ein Kreislauf. Zyklisch durchflutet die Lebensenergie Qi die Meridiane und versorgt damit die lebensnotwendigen Organe. Alle Meridiane und deren dazugehörigen Organe sowie die entsprechenden Gewebe unterliegen wiederum spezifischen Zyklen. Diese Funktionskreise oder auch Netzwerke genannten Zyklen lassen sich wiederum den fünf Elementen zuordnen. Holz, Feuer, Erde, Metall und Wasser haben als Wandlungszustände je einen eigenen, zusammenhängenden Zyklus im menschlichen Körper.

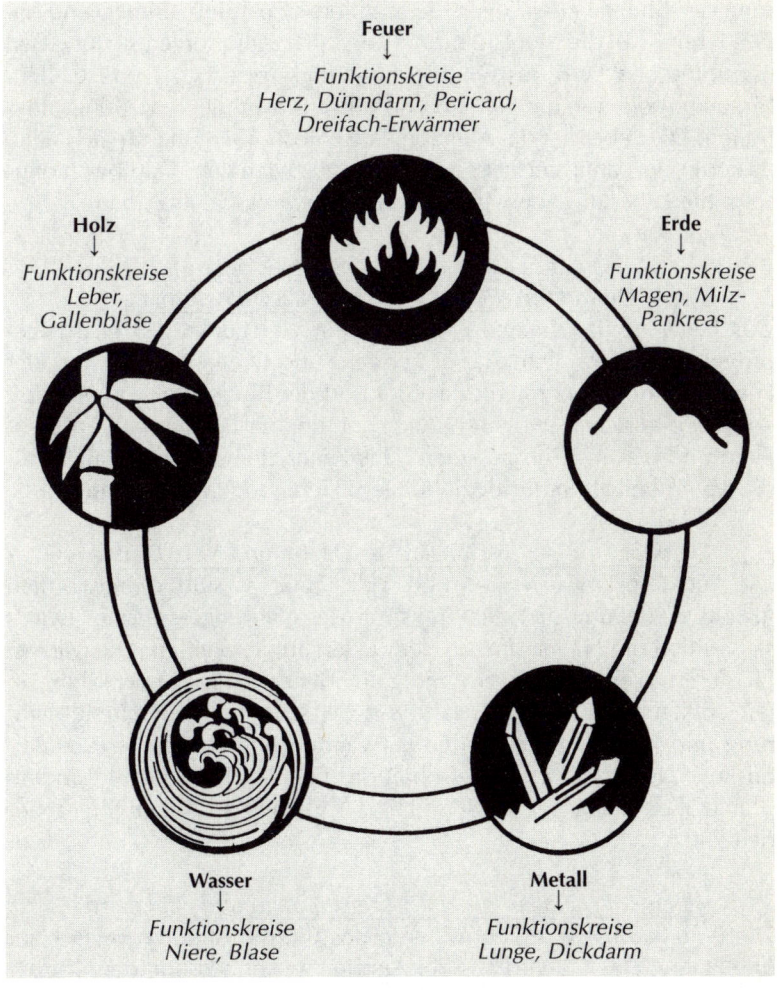

Feuer
↓
Funktionskreise
Herz, Dünndarm, Pericard,
Dreifach-Erwärmer

Holz
↓
Funktionskreise
Leber,
Gallenblase

Erde
↓
Funktionskreise
Magen, Milz-
Pankreas

Wasser
↓
Funktionskreise
Niere, Blase

Metall
↓
Funktionskreise
Lunge, Dickdarm

Element Holz: Funktionskreise Leber und Gallenblase
Element Feuer: Funktionskreise Herz und Dünndarm, Pericard
(Kreislauf Sexus) und Dreifach-Erwärmer
Element Erde: Funktionskreise Magen und Milz-Pankreas
Element Metall: Funktionskreise Lunge und Dickdarm
Element Wasser: Funktionskreise Niere und Blase

Element Holz – Funktionskreise Leber und Gallenblase

Dem Element Holz zugehörig sind die Funktionskreise Leber und Gallenblase. Diese Funktionskreise sind zuständig für die Speicherung des Blutes in der Leber, sie regulieren das Blutvolumen und haben Einfluß auf die Menstruation. Ganz allgemein sorgen sie für einen harmonischen Fluß des Qi. Die Funktionskreise Leber und Gallenblase kontrollieren die Sehnen und unterstützen die Verdauungsfunktionen. Die Leber hat die Aufgabe, Entschlossenheit und Kreativität zu fördern und damit zur Lebensplanung zu befähigen. Darüber hinaus sorgt die Leber für einen ausgeglichenen emotionalen Zustand.

Element Feuer – Funktionskreise Herz und Dünndarm, Pericard und Dreifach-Erwärmer

Das Feuer ist das einzige Element, dem vier Funktionskreise zugeordnet sind: Herz, Dünndarm, Pericard und Dreifach-Erwärmer. Der Funktionskreis Herz regiert das Blut und die Blutgefäße und reguliert außerdem die ausgewogene Blutversorgung. Er beherbergt den Geist Shen und beruhigt ihn zugleich. Das Feuer-Element ist zuständig für die Kommunikation, für Beziehungen, Liebe und Leidenschaft.

Element Erde – Funktionskreise Magen und Milz-Pankreas

Die Funktionskreise Magen und Milz-Pankreas sind verantwortlich für die Verdauung und den Transport der Nahrungsessenzen. Durch sie werden die Nährstoffe aus dem Essen aufgenommen. Die Milz ist für deren Weiterleitung zuständig. Dort findet die Verwandlung in feinstoffliche Materie, das Nahrungs-Qi, statt. Aufgenommene Nahrung und Flüssigkeiten werden verwandelt und durch diese Funktionskreise transportiert. Zudem hält das Element Erde das Blut in den Blutgefäßen und sorgt für den Halt der Organe an ihrem vorgesehenen Platz.

Element Metall – Funktionskreise Lunge und Dickdarm

Diese Funktionskreise kontrollieren das Qi, die Atmung sowie Haut und Haare. Das Qi wird aus der Atmung gewonnen und dem Körper zur Verfügung gestellt. Die Funktionskreise Lunge und Dickdarm sind darüber hinaus für die Regulierung der Schweißbildung, der Körpertemperatur, den geregelten Harnfluß sowie für den geregelten Verlauf der Abwehrfunktionen zuständig. Diese Funktionskreise übernehmen den Schutz des Körpers vor äußeren krankmachenden Faktoren.

Element Wasser – Funktionskreise Niere und Blase
Die Niere ist die Wurzel des Lebens. Dort wird die Essenz bewahrt. Das Element Wasser beherrscht die Fortpflanzung, Triebkraft aller Lebensvorgänge, Geburt, Wachstum, Entwicklung und Tod. Es kontrolliert den Wasserhaushalt des Körpers, also die sinnvolle Ausscheidung unreiner Flüssigkeiten, sowie die Aufgaben von Knochenmark und Gehirn, die Intelligenz und das Gedächtnis. Die Niere ist verantwortlich für die Festigkeit von Knochen und Zähnen sowie für das Wachstum der Haare.

Typische Disharmoniemuster der einzelnen Elemente
Zahlreiche Beschwerden von Patienten können jeweils einem der fünf Elemente im Körper zugeordnet werden. Aufgrund der jeweiligen Symptome kann der TCM-Therapeut auf den jeweiligen Funktionskreis sowie auf eine möglicherweise gestörte Verbindung schließen und diese dann behandeln. Für jedes Element gibt es typische, weit verbreitete Disharmonien:

Element Holz – Funktionskreise Leber und Gallenblase:
Schmerzen unter den Rippen, Gereiztheit, Stimmungsschwankungen, Übelkeit, Müdigkeit, Depression, bitterer Geschmack im Mund, Schmerzen im Unterleib, Menstruationsstörungen, von der Norm abweichende Finger- und Fußnägel, Sehstörungen, Augenerkrankungen, Sehnen und Gelenkerkrankungen, Migräne

Element Feuer – Funktionskreise Herz, Dünndarm, Pericard und Dreifach-Erwärmer:
Unregelmäßiger Herzrhythmus, Schmerzen in der Brust, außergewöhnlich starkes Schwitzen, Ruhelosigkeit, Anämie, Schwindelgefühle, Schlafstörungen, Durchblutungsstörungen, Konzentrationsstörungen

Element Erde – Funktionskreise Magen und Milz-Pankreas:
Magenverstimmungen, Bauchschmerzen, Blähungen, Appetitstörungen (zu viel oder zu wenig Nahrungsaufnahme), Gewichtsprobleme,

Durchfall, Anämie, Hämorrhoiden, Krampfadern, Ödeme, Müdigkeit, Schweregefühl, Müdigkeit, Zahnfleischblutungen, Prolapsneigung (Uterus, Magen, Blase, Vagina), venöse Stauungen

Element Metall – Funktionskreise Lunge und Dickdarm:
Husten, Bronchitis, Asthma, Nebenhöhleninfektionen, Schnupfen, Abwehrschwäche und Infektanfälligkeit, Hauterkrankungen, Neurodermitis

Element Wasser – Funktionskreise Niere und Blase:
Schmerzen in der Lumbosacralregion (unterer Rücken), schlechte Zähne, Tinnitus, Erkrankungen des Knochensystems, Haarausfall, Schwäche und Schmerzen in den Fußgelenken, Knien und Hüften, Hör- und Sehschwäche, Impotenz, Unfruchtbarkeit, Bluthochdruck, Kälte, Osteoporose, gestörtes Wachstum, gestörte Fortpflanzungsfunktionen und Entwicklungsstörungen, Nieren-, Blasenleiden, wenig Kraft, Antriebslosigkeit, Asthma

Die Elemente – die Charaktere in ausgeglichenem Zustand
»Der Mensch ist in seinem Element« – dies gilt auch für die chinesische Medizin. Ob Holz, Feuer, Erde, Metall und Wasser, jeder Mensch hat seinen Schwerpunkt in einem bestimmten Element, das heißt, seine Vorlieben, Abneigungen, Emotionen, Erkrankungen, Fähigkeiten und Schwierigkeiten liegen zum großen Teil im gleichen Element.

Holz
Holz-Menschen sind wie ein Baum im Frühling: Sie lieben die Farbe grün, sind kraftvoll im Wachstum, stehen mit beiden Beinen auf dem Boden und sind trotzdem flexibel. Seine vielen kreativen Ideen setzt ein Holz-Charakter sofort freudig in die Tat um. Dank der eigenen Fähigkeiten und Talente, dazu gehören Entscheidungsfreude, Ehrgeiz und Engagement, geht die Verwirklichung zügig voran. Diese Fast-Alles-Könner lieben die Herausforderung mit anderen. Sie sind immer auf der Suche nach Neuem und lieben es, die Führung zu übernehmen. Sie lassen sich von ihrer Vision beflügeln und streben nach Erfolg und Bestätigung.
   Die Grundfragen ihres Lebens lauten: Was gibt es zu tun? Wie setze ich was in die Tat um?
   Archetyp: Pionier, Abenteurer

Feuer

Feuer-Menschen sind anziehend wie ein hell loderndes Feuer. Sie lieben den Sommer, die Sonne und vor allem die Farbe rot. Mit ihrer charismatischen Anziehungskraft wirken sie stark auf ihre Umgebung. Feuer-Menschen stehen gern im Mittelpunkt. Kommunikationsfähigkeit, Einfühlsamkeit, Charme, Esprit und sprühender Witz lassen sie zu umschwärmten Gestalten auf allen Festen werden. Sie reden gern, schnell und viel, mit Überzeugungsfähigkeit und Sachverstand. Leidenschaftlich und impulsiv, wie sie sind, lieben sie die großen Gefühle. Sie leben ganz im Augenblick, suchen den perfekten Partner und schätzen das Feuer der Liebe. Mitgefühl und Intuition lassen den Feuer-Charakter mit Optimismus und Zuversicht seinen Lebensweg beschreiten.

Grundfrage ihres Lebens: Wie groß ist meine Reichweite?
Archetyp: Zauberer, Magier

Erde

Erd-Menschen mögen den Spätsommer und die Farbe gelb. Sicherheit und Bestätigung sind die Grundlage ihres Lebens. Stabilität kennzeichnet sie auf allen Ebenen. Zu ihren Mitmenschen sind sie fürsorglich; sie kümmern sich eher um andere und nehmen sich selbst aus dem Geschehen. Nährend, gebend und beschützend stehen Erd-Charaktere für den mütterlichen Typ. Familie und Freunde sind für sie nicht nur immer willkommene Gäste, sondern geradezu unentbehrlich. Für ihre Freunde sind sie hervorragende Gastgeber. Sie kochen gut und mit Leidenschaft. Selbst sind sie auch keine Kostverächter und neigen daher eher zu Übergewicht. Ihr Streben nach Harmonie zeigt sich in ihrem Verhandlungsgeschick. Erd-Menschen fühlen sich am wohlsten, wenn ihre Lieben um sie herum sind und Friede herrscht. Sie tragen gerne Verantwortung, sehnen sich aber immer nach dem Gefühl, von anderen Menschen gebraucht zu werden. Das Sicherheitsbedürfnis ist für sie Lebensmaxime.

Grundfrage ihres Lebens: Was ist meine Rolle? Wo stehe ich?
Archetyp: Vermittler, Mutter

Metall

Grau und weiß sind die bevorzugten Farben von Metall-Charakteren und natürlich ihre Vorliebe für die herbstliche Jahreszeit. Ihr klarer, analytisch arbeitender Verstand, die kühle Vernunft, kennzeichnet sie ebenso wie ihre Neigung zur Wissenschaft. Ordentlich und systematisch veranlagt, nehmen sie die Dinge kritisch unter ihre Lupe. Sie konzentrieren sich auf das Wesentliche. Mit ihrer disziplinierten Persönlichkeit wirken sie immer beschützend. Die Orientierung am Praktischen verhilft Metall-Charakteren auch zu einem guten Umgang mit Geld. Ihre Stärke ist die Fähigkeit, zwischen Richtig und Falsch klar unterscheiden zu können.

Grundfrage ihres Lebens: Was bin ich und was bin ich nicht?

Archetyp: Alchemist, Richter

Wasser

Wasser-Menschen mögen den Winter, ihre Farben sind dunkelblau und schwarz. Sie sind eher Einzelgänger, ständig auf der Suche nach der Wahrheit und dem Sinn des Lebens. Alleine sein und nach innen schauen zählt ebenso zu ihren Kennzeichen wie die spirituelle Suche nach einer höheren Daseinsebene. Sie sind originelle und geniale Denker. Auf ihre Mitmenschen wirken sie manchmal fast mysteriös, ihre Gedankengänge sind zuweilen für andere kaum nachvollziehbar. In den Augen ihrer Umwelt schlagen sie häufig unverständliche und ungewöhnliche Wege ein. Selbstgenügsam und sparsam in ihrer Lebensweise, sind sie verletzlich und sehr empfindsam. Sie lassen sich nur zögernd auf intime Beziehungen ein. Nur langsam gewinnen sie Vertrauen zu einem anderen Menschen. Mit ihrem scharfsinnigen, kritischen Intellekt sind Wasser-Menschen gute Beobachter. Ihrer Willensstärke und Phantasie steht allerdings die Angst vor Nähe und Bloßstellung im Weg.

Grundfragen ihres Lebens: Wo komme ich her? Wo gehe ich hin?

Archetyp: Philosoph

Die fünf Elemente – ihre Emotionen und Herausforderungen im Leben
Holz

Erfolg und Verantwortung um jeden Preis, so lautet die Devise von Holz-Menschen. Ihr Selbstbewußtsein und ihre Stärke schafft Distanz zu ihrer Umgebung. Aktionismus und Tatendrang werden bei ihnen großgeschrieben, beide führen aber zuweilen ins Nichts. Sie machen gerne Regeln, übertreten sie jedoch mit Vorliebe selbst. Holz-Menschen fordern die Freiheit und verlangen den Kampf, denn oft fühlen sie sich unbesiegbar, für ihren Kampf brauchen sie aber den Gegner. Was sie fürchten, ist ihre eigene Verletzlichkeit und die Kontrolle durch andere. Den Emotionen, die ihr Leben oft bestimmen, liegen Wut, Zorn, Ärger, Frustration und Aggression zugrunde.

Feuer

Zwar streben sie nach vielfältigen Kontakten, doch letztendlich siegt bei Feuer-Menschen doch der Wunsch nach Intimität und Harmonie. Schnell sind sie zu allerlei Aktionen bereit, denn das Wort »nein« ist für sie fast ein Fremdwort. Zwar lieben sie die großen Gefühle, haben aber Angst, von deren Intensität überwältigt zu werden. Feuer-Menschen streben die Verschmelzung an, aber sie fürchten gleichzeitig die Auflösung. Menschen, die in diesem Element daheim sind, leben im Augenblick, denn sie haben Angst vor der Zukunft. Wie groß ist meine Reichweite? Diese Frage taucht ständig bei ihnen auf. Überschwengliche Freude zu empfinden und diese auch der Umwelt und den Mitmenschen zu zeigen, kennzeichnet sie emotional. Auf sie trifft der Spruch zu: »Wer zum Himmel greift, braucht starke Wurzeln«.

Erde

Ruhig und eigentlich bewegungslos zu sein, gehört zu den grundlegenden Eigenschaften der Erd-Menschen. Sie denken und grübeln viel, und ihre größte Sorge besteht darin, nicht weiterzukommen, sozusagen auf der Strecke zu bleiben. Erd-Menschen leben in Beständigkeit, sie brauchen aber auch die Verwandlung. Sie haben die große Fähigkeit, sich dem Leben anzupassen, im Grunde ihres Herzens aber möchten sie, daß der einmal erreichte Zustand erhalten bleibt. Ihr absolutes Bedürfnis, von ihren Mitmenschen gebraucht zu werden, wechselt mit ihrer Furcht vor Absorption. Die Angst, sich selbst im Nichts zu verlieren, ist für Erd-Menschen prägend.

Metall

Metall-Menschen stehen vor einem Dilemma: Sie bevorzugen das Nützliche, wollen es jedoch nicht dem Schönen und Ästhetischen, das sie lieben, opfern. Sie wissen, was richtig ist. Gerade deshalb allerdings können sie den Dingen nicht einfach ihren Lauf lassen. Das dem Metall zugeordnete Gefühl ist die Trauer.

Wasser

Wasser-Menschen sind ständig auf der Suche nach der Wahrheit. Sie gehen in die Tiefe, haben dabei jedoch immer Angst, bloßgestellt zu werden. Mit Freude stellen sie ihr Wissen der Öffentlichkeit zur Verfügung. Sie brauchen Ruhe, Distanz und Einsamkeit, um nach innen zu gehen, sich zu erforschen und nachzudenken. Trotz ihrer selbstgewählten Einsamkeit haben sie Angst, verlassen zu werden. Die Emotion, die zum Wasser gehört, ist die existenzielle Angst.

Die Entsprechungen der fünf Elemente

Jeder Wandlungszustand hat seine bestimmten Entsprechungen:

Holz

Jahreszeit:	Frühling
Farbe:	grün
Geschmack:	sauer
Klima:	Wind
Meridiane/Organe:	Leber, Gallenblase
Sinnesorgan:	Augen
Körpergewebe:	Sehnen, Muskeln, Nägel
Emotion:	Wut, Zorn, Frustration, Ärger, Aggression
Alterstyp:	Kindheit

Feuer

Jahreszeit:	Sommer
Farbe:	rot
Geschmack:	bitter
Klima:	Hitze
Meridiane/Organe:	Herz, Dünndarm, Pericard, Dreifach-Erwärmer
Sinnesorgan:	Zunge
Körpergewebe:	Gefäße
Emotion:	Freude
Alterstyp:	Teenager

Erde

Jahreszeit:	Spätsommer
Farbe:	gelb
Geschmack:	süß
Klima:	Feuchtigkeit
Meridiane/Organe:	Magen, Milz-Pankreas
Gewebe:	Bindegewebe, Lymphe
Sinnesorgan:	Mund
Emotion:	Begreifen, Grübeln, Nachdenken
Alterstyp:	Erwachsener 25–40 Jahre

Metall

Jahreszeit:	Herbst
Farbe:	grau, weiß
Geschmack:	scharf, pikant
Klima:	Trockenheit

Meridiane/Organe:	Lunge, Dickdarm
Sinnesorgan:	Nase
Körpergewebe:	Bronchien, Haut, Schleimhaut, Haare
Emotion:	Trauer, Kummer
Alterstyp:	das Alter

Wasser

Jahreszeit:	Winter
Farbe:	dunkelblau, schwarz
Geschmack:	salzig
Klima:	Kälte
Meridiane/Organe:	Niere, Blase
Körpergewebe:	Knochen, Rückenmark, Gehirn
Sinnesorgan:	Ohr
Emotion:	Trauer, existenzielle Angst
Alterstyp:	alter, weiser Mensch

7. Krankmachende Einflüsse

Nach Ansicht der Chinesen kann Gesundheit durch äußere und innere krankmachende Einflüsse gestört werden.

Äußere krankmachende Einflüsse
Das Gleichgewicht der inneren und äußeren Einflüsse auf den Menschen ist der Schlüssel zur Gesundheit. Jedes länger andauernde Ungleichgewicht führt zu Krankheit. Um Beschwerden zu heilen, ist es notwendig, die Ursache für diesen den Patienten krankmachenden Einfluß zu finden. Erst dann kann der TCM-Therapeut eine gezielte Behandlung vornehmen.

Die Ausgewogenheit zwischen inneren und äußeren Einflüssen ist von Mensch zu Mensch verschieden. Vor der Behandlung werden die jeweilige Konstitution eines Menschen sowie seine Körper-Seele-Einheit beobachtet und analysiert. Die Untersuchungsergebnisse werden dann mit seiner Lebensführung, seinen Ernährungsgewohnheiten und den klimatischen Bedingungen, unter denen er lebt, verglichen.

Innere krankmachende Einflüsse
Die Betrachtung der inneren Organe als physisch-emotionale Einflußsphäre zählt zu den wichtigsten Aspekten bei der Heilung der

Patienten. In der Traditionellen Chinesischen Medizin sind also Körper, Geist und Gefühl ein integriertes Ganzes.

Der Körper ist einem Zyklus unterworfen, in dem die inneren Organe und ihre emotionalen Aspekte aufeinander wirken. Die Emotionen gehören demnach direkt zum jeweiligen Organ. Jede Emotion ist natürlicher Teil des menschlichen Ausdrucks. Emotionen können Krankheiten verursachen, wenn sie zu lange oder zu intensiv erlebt werden. Oder aber, wenn Emotionen nicht angenommen werden können. Die Emotionen sind wesentlicher Bestandteil des Disharmoniemusters und werden nicht weniger wichtig genommen wie die auftretenden körperlichen Beschwerden. Emotionen können Beschwerden verursachen oder selbst durch körperliche Disharmonien hervorgerufen werden.

Sieben Emotionen zieht die TCM als mögliche krankmachende innere Faktoren in Betracht: Zorn, Freude, Traurigkeit, Sorge, Nachdenklichkeit, Angst, Schock. Jede dieser Emotionen kann als krankheitserzeugender Einfluß in Frage kommen. Der jeweiligen Emotion ist ein bestimmtes Organ zugeordnet. Das heißt, besonders dieses Organ kann von dem Einfluß der entsprechenden Emotion gestört werden.

Zorn

Zur Emotion Zorn gehören Groll, Reizbarkeit, Aggression, unterdrückter Ärger, Frustration und Wut sowie Verbitterung, Feindseligkeit und Entrüstung. All diese Emotionen können die Leber- und Gallenblasen-Funktionskreise beeinträchtigen (Holz).

Freude

Freude wird im Bereich der Emotionen mit übermäßiger Erregung gleichgesetzt. Kennzeichnend für diese Emotion sind Ruhelosigkeit, Hysterie sowie die Einnahme von aufputschenden Drogen. Sie alle beeinträchtigen den Funktionskreis des Herzens (Feuer).

Traurigkeit

Diese Art der Emotion schwächt, wenn sie zu lange besteht oder zu intensiv ist, die Lunge und den damit verbundenen Funktionskreis (Metall).

Nachdenken, Grübeln

Übermäßiges Denken, zuviel mentale Arbeit und zuviel Lernen schädigen den Magen und Milz-Pankreas-Funktionskreis ebenso wie stundenlange Arbeit am Computer.

Große Angst

Die Emotionen Furcht und große Angst bremsen die Vitalität nach außen. Die innere Bewegung erstarrt. Angst beeinflußt den Blasen-Funktionskreis (Wasser) und leert die Nieren. Die in der Niere gespeicherte Essenz geht verloren. Bei Kindern hat diese Emotion häufig Bettnässen zur Folge.

Schock

Ein Schock verhindert den Fluß des Qi. Herz und Nieren werden beeinträchtigt, die Essenz geschädigt.

Sorge

Die ständige Sorge, zum Beispiel um Familie, Arbeit und Finanzen, führt zu einem geschwächten Funktionskreis Magen-Milz-Pankreas (Erde) und zu einem geschwächten Lungen-Funktionskreis (Metall).

Die sechs Exzesse

Die sechs äußeren krankmachenden Ursachen stehen in enger Beziehung zu den klimatischen Bedingungen, dem uns umgebenden Wetter. Sie können zu Krankheit führen, wenn sie zu lange auf den Körper wirken oder zu intensiv sind. Wenn das Abwehr-Qi des Menschen zu schwach ist und der klimatische Umwelteinfluß den Körper beeinträchtigt, kommt es ebenfalls zu Krankheitssymptomen. Jeder krankmachende Einfluß hat ein bestimmtes Organ, das er bevorzugt befällt. Über Haut, Nase und Mund dringen diese sechs Ursachen in den Körper ein. Sie führen zu Disharmoniemustern, die von den Faktoren Hitze, Wind, Kälte, Feuchtigkeit und Trockenheit geprägt sind.

Wind

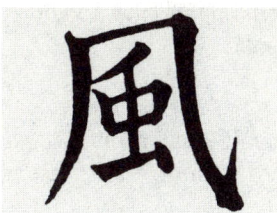

Wind (feng)

Der Wind befällt bevorzugt die Wandlungsphase Holz. Sogenannte Winderkrankungen gehen einher mit Steifheit, zum Beispiel in

Nacken und Wirbelsäule, sowie Reizbarkeit. Weitere Symptome sind wandernde Schmerzen, Kopfschmerzen, Juckreiz und Schwindel.

Kälte

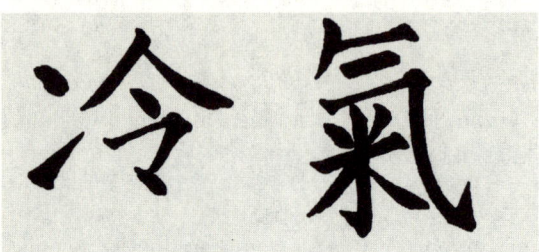

Kälte (leng-ch'i)

Der Exzeß Kälte trifft häufig auf das Element Wasser zu. Kälte führt zu Stauungen, beziehungsweise zu einem verlangsamten Energiefluß. Frösteln, Kälteempfindung, Durchfall, eventuelle Taubheitsgefühle sowie starke Gelenkschmerzen kennzeichnen diesen Einfluß.

Sommerhitze

Von ihr wird das Element Feuer beeinflußt. Typische Hitzeerkrankungen sind Fieber, Schwitzen, Durst sowie möglicherweise Kurzatmigkeit. Zu den weiteren Symptomen zählen Herzrasen, Verwirrung, Schwindel sowie starke Schmerzen oder die Rötung von Gelenken.

Feuchtigkeit

Sie befällt mit Vorliebe den Wandlungszustand Erde. Erkrankungen, die auf die Ursache Feuchtigkeit zurückzuführen sind, äußern sich in Schwere, Völlegefühl, Müdigkeit sowie Verschleimung. Weitere typische Feuchtigkeitserkrankungen sind Ödeme, nässende Ausschläge und geschwollene Gelenke.

Trockenheit

Sie ist dem Element Metall zugeordnet. Trocken und wund sind bei diesen Krankheitsbildern Mund, Nase, Rachen, Bronchien, Lunge und Haut.

Feuer

Die sogenannte milde Hitze wirkt sich auf die Elemente Holz und Feuer aus. Zu den Feuer-Erkrankungen gehören hohes Fieber, Krämpfe,

Geschwüre, Furunkel sowie Nasenbluten und psychische Rastlosigkeit.

Weitere Krankheitsursachen
Schwache Konstitution
Eine schwache Konstitution ist gleichbedeutend mit der geschwächten, vorgeburtlichen Essenz, die Eltern ihrem Kind bei der Zeugung mitgeben. Ein geschwächtes, vorgeburtliches Qi kann in der TCM mehrere Gründe haben. Die Eltern können selbst bei der Zeugung des Kindes in einem energetisch geschwächten Zustand sein oder sie haben ein zu hohes Alter. Traumatische Ereignisse in der Schwangerschaft, schlechte Gesundheit, mangelhafte Ernährung sowie ungesunde Lebensweise der Mutter während der Schwangerschaft sind weitere Faktoren. Je nach Konstitution des Menschen fällt natürlich die Prognose im Fall einer Erkrankung verschieden aus. Eine schwache Konstitution läßt sich durch einen ausgewogenen Lebensstil jedoch verbessern.

Weniger ist oft mehr
Intellektuelle Arbeit ist häufig verbunden mit Streß, Zeitdruck sowie unregelmäßigen, unausgewogenen Mahlzeiten. Zuviel geistige Arbeit kann zur Erschöpfung der Lebensenergie Qi führen. Davon sind hauptsächlich das Qi des Magens, der Milz und der Nieren betroffen.

Auch übermäßige körperliche Belastung schädigt das Wohlbefinden und die Gesundheit des Menschen. Zuviel Stehen oder Sitzen, zu schweres Heben in der Pubertät – kurzum: die einseitige Überanstrengung eines Körperteils ist mit einem generellen Energieverlust verbunden. Die Folge: Milz und Nieren verlieren Qi. Ein Zuviel kann negative Folgen haben. Dies gilt ebenso für übermäßige sportliche Betätigung. Wer sich mit Extrem- und Leistungssport bis zur Erschöpfung körperlich verausgabt, muß wiederum mit einem allgemeinen Qi-Mangel oder mit einer sogenannten Qi-Stagnation rechnen. Besonders bei sportlicher Extrembelastung in der Pubertät tritt dieses Symptom leicht auf.

Mit Energieverlust müssen auch diejenigen rechnen, die sich übermäßiger sexueller Aktivität hingeben. Je nach Konstitution und Lebensalter können sich im sexuellen Bereich mehrere Faktoren negativ auf das körperliche Wohlbefinden auswirken: Zu viele Ejakulationen des Mannes sowie zu häufige Orgasmen der Frau schwächen den Körper ebenso wie zu viele Geburten in einem zu kurzen Zeitabschnitt. Aber auch eine unglücklich verlaufende oder überhaupt mangelnde Sexualität können die in der Niere gespeicherte Essenz schwächen. Ausgewogenheit ist natürlich auch bei diesem Aspekt von großer Bedeutung.

Der Körper kann nur aus dem Energie erhalten, was ihm zugeführt wird. Eine Regel, die ebensosehr für die Ernährung gilt. Ein Mangel an energiereicher Nahrung wirkt sich negativ auf Körper und Geist aus. Zuviel energetisch kalte, rohe und denaturierte Lebensmittel, Überernährung und Ernährung unter ungünstigen Bedingungen wie zum Beispiel Zeitdruck führen primär zu einer Qi-Schwäche in Magen und Milz-Pankreas.

Doch nicht nur Nahrung nehmen wir von außen auf, sondern auch Gifte und Parasiten. Sie alle vermindern unser Energiepotential. Äußere Einwirkungen schädigen das Qi genauso wie psychische und physische Verletzungen. Traumata führen zu Qi- und Blut-Stauungen im Körper. Wenn sie nicht verarbeitet und aufgelöst werden, können sie sich zu Krankheitsursachen entwickeln.

8. Erkrankungen aus der Sicht der TCM

Wenn in einem oder gleich mehreren Funktionskreisen das Qi nicht mehr harmonisch fließen kann, treten körperliche und emotionale Beschwerden auf.

Indikationen/Anwendungsbereiche
Die Traditionelle Chinesische Medizin kann bei fast allen Erkrankungen helfen. Besonders wirksam ist sie im Bereich der sogenannten funktionellen Beschwerden. Dort liegt häufig kein organischer Befund vor, aber das Befinden des Patienten ist deutlich verschlechtert. Auch die psychosomatischen Erkrankungen, die aus der Sicht der westlichen Medizin ihre Ursache in der Erkrankung der Psyche haben, sind gut behandelbar.

In der TCM wird im Gegensatz zur westlichen Medizin Krankheit als Prozeß angesehen, bei dem Körper, Seele und Geist eine gleichwertige Rolle spielen. Die TCM betrachtet Disharmonien wie psychosomatische Erkrankungen differenziert, und zwar einmal von der körperlichen und dann von der emotionalen Seite. Durch die spezifische und gezielte Behandlung erfahren Patienten oft eine erhebliche Linderung ihrer subjektiven und objektiven Beschwerden.

Nicht nur psychosomatische und funktionelle Erkrankungen, sondern auch chronische Schmerzzustände und andere chronische Erkrankungen lassen sich durch die Behandlung mit TCM gut beeinflussen. Auch wenn keine vollständige Heilung mehr möglich ist, gibt es doch häufig die Möglichkeit, die Beschwerden des Patienten zu lindern, und zwar manchmal in erheblichem Maße. Allerdings reichen ein oder vielleicht zwei Besuche beim TCM-Therapeuten bei chronischen Beschwerden in den seltensten Fällen aus. Heilung und Linderung erfordern einen längeren Behandlungszeitraum und immer auch die Mitarbeit des Patienten.

Die Traditionelle Chinesische Medizin hat, laut der WHO (World Health Organisation) – Indikationsliste eine Vielfalt von Anwendungsbereichen.

Folgende Erkrankungen sprechen gut auf eine Behandlung mit TCM an:

Schmerzen
Kopfschmerzen, Migräne, Spannungskopfschmerzen, Menstruationsbeschwerden, Schmerzen der Gesichtsnerven, Gelenkschmerzen in Hüfte, Knie und Ellenbogen; Schulter-Arm-Syndrom, Hexenschuß, Ischialgie, Wirbelsäulenschmerzen, Stumpf- und Phantomschmerzen, Muskelverspannungen, Schmerzen im Brustkorb, Narbenschmerzen, Schmerzen nach Operationen

Erkrankungen des Stütz- und Bewegungsapparates
Sehnenscheidenentzündung, Tennisellenbogen, Gelenkentzündungen, rheumatische Beschwerden, Funktionsstörungen der Wirbelsäule

Erkrankungen der Atemwege
Infektanfälligkeit, Abwehrschwäche, Erkältungen, Husten, Schnupfen, Mandelentzündung, Nebenhöhlenentzündung, Asthma, Bronchitis, Heuschnupfen

Herz-Kreislauf-Erkrankungen
Leichte Herzschwäche, niedriger Blutdruck, Kreislaufstörungen, Funktionsstörungen des Herzens

Magen-Darm-Erkrankungen
Erkrankungen von Mund und Zahnfleisch, Krämpfe der Speiseröhre und des Mageneingangs, Magenschleimhautentzündung, Leber-, Galle-Erkrankungen, Diabetes, Verdauungsstörungen (Durchfall, Verstopfung, Blähungen, Völlegefühl)

Harnorgane

Nieren-, Blasenerkrankungen, Zeugungsunfähigkeit, Unfruchtbarkeit, Impotenz und Frigidität, Prostataerkrankungen

Frauenerkrankungen

Menstruationsstörungen, Prämenstruelles Syndrom (Befindensstörungen vor der Periode, zum Beispiel Spannungsgefühl, Reizbarkeit, Stimmungslabilität), Blutmangel durch Menstruationsstörungen, Erkrankungen der Gebärmutter, Schwangerschafts-, Wochenbettbeschwerden, Beschwerden im Klimakterium

Haut/Haare

Allergien, Nesselsucht, Neurodermitis, Schuppenflechte, Haarausfall

Nervenerkrankungen

Multiple Sklerose, Nervenschmerzen, Schwindel, Gesichtslähmung, Lähmung nach Schlaganfall, Schluckauf

Sonstige Erkrankungen

Gewichtsprobleme, chronische Müdigkeit, hormonell bedingte Erkrankungen, Stimmungsschwankungen, Reizbarkeit, Antriebslosigkeit

Einschränkungen/Kontraindikationen

Eine schulmedizinische Abklärung ist in vielen Fällen bei einer Erkrankung sinnvoll, um lebensbedrohliche Zustände auszuschließen. Bei Krankheiten, in deren Verlauf eine Operation notwendig ist, bei lebensbedrohlichen Zuständen sowie massiven Mangelerkrankungen ist die westliche Medizin unerläßlich. Eine begleitende Therapie mit TCM ist dann für die Heilung des Patienten eine wichtige Unterstützung.

KAPITEL III

Diagnose in der TCM

In der TCM verläßt sich die Diagnose nicht auf die modernen Meßtechniken und Geräte, sondern auf die Sinne des behandelnden Therapeuten. So wie im Westen früher die Heilkundigen in ihrer Diagnose ganz auf sich selbst gestellt waren, gehen auch die TCM-Therapeuten vor, um die Ursache von Beschwerden ausfindig zu machen.

Hören

Der Behandler hört auf die Stimme des Patienten. Ist sie eher leise und dünn (Yin-Zustand) oder voll, laut und kräftig (Yang-Zustand)? Der Patient unterzieht sich einer sogenannten Anamnese, das heißt, er wird in seiner Gesamtheit erfaßt. Der behandelnde TCM-Therapeut versucht auf diese Weise, die Ursache der Krankheit und das vorrangige Disharmoniemuster zu finden. Dies kann möglicherweise seine Wurzeln in der Kindheit haben. Der Charakter des Patienten wird einem Element zugeordnet. Dazu ordnet der behandelnde Therapeut die Krankheiten und Beschwerden des Patienten in das jeweilige Element ein. Er verschafft sich einen vollständigen Überblick über den Patienten. Dazu berücksichtigt er auch Beschwerden, die der Patient längst vergessen hat oder die für ihn nicht mehr von Bedeutung sind, da er sich mit ihnen abgefunden hat.

Beispiel für eine Anamnese

- Name, Adresse
- Geburtsdatum, -zeit (gibt Hinweise auf das Element)
- Beruf, Beschäftigung
- Welches sind Ihre Hauptbeschwerden? (Prioritäten des Patienten)
- Welche Medikamente nehmen Sie ein?
- Krankengeschichte: Welche Kinderkrankheiten, Verletzungen, ungewöhnliche Krankheiten, Operationen, Narben haben Sie, hatten Sie?
- Stimme: Lautstärke, Ausdruck, Sprechtempo
- Geruch: Körpergeruch
- Gesichtsfarbe
- Körperbau
- Was essen, trinken Sie am liebsten oder gar nicht?
- Haben Sie viel oder wenig Durst?
- Wie ist die Verdauung? (Form, Häufigkeit, Farbe)
- Wie schlafen Sie? (Einschlafen, Durchschlafen, Träume)
- Wieviel Schlaf brauchen Sie?
- Ist Ihr Urin hell, klar, trüb oder dunkel?

- Wieviel Urin im Vergleich mit anderen?
- Wieviel schwitzen Sie?
- Haben Sie Probleme, Auffälligkeiten mit der Atmung?
- Rauchen Sie?
- Frieren Sie leicht, oder ist Ihnen im Vergleich mit anderen eher schnell zu heiß?
- Welche Emotionen sind in Ihrem Leben vorherrschend oder tauchen immer wieder auf?
- Mit welchen Emotionen haben Sie Probleme?
- Welche Emotionen können Sie nicht zum Ausdruck bringen?
- Machen Sie sich viele Sorgen?
- Können Sie gut analysieren, denken?
- Haben Sie viel Angst?
- Sind Sie oft traurig?
- Gibt es in Ihrem Leben ein Erlebnis, das Sie noch nicht bewältigt, verarbeitet haben? (Schock, Verlust, Verletzung, Trauer)
- Welches Klima mögen Sie besonders?
- Welches gar nicht? (Wind, Föhn)
- Was ist Ihre Lieblingsfarbe?
- Haben Sie Probleme mit Augen, Ohren, Nase, Mund?
- Wie ist Ihre Haut? (trocken, unrein)
- Wie sind Ihre Haare? (früh ergraut, frühzeitiges Ausfallen)
- Haben Sie Probleme mit Ihren Fuß- oder Fingernägeln?
- Gibt es Probleme mit Ihren Zähnen oder Zahnfleischbluten?
- Wie steht es mit Ihren Muskeln, Sehnen, Knochen, bekommen Sie zum Beispiel schnell blaue Flecken?
- Sind Sie mit Ihrer Sexualität zufrieden?
- Gibt es spezielle Probleme, Narben in einem Meridianverlauf?
- Wie lautet Ihre schulmedizinische Diagnose?
- Haben wir etwas Wichtiges vergessen?

Sehen

Der Behandler sieht den Menschen in seiner Gesamterscheinung. Dazu gehören auch Gesichtsfarbe, Nägel, Haare, Körperbau, Auftreten. Damit kann man den Patienten wiederum den Elementen zuordnen.

Zungendiagnose

Ein weiteres Mittel zur Feststellung einer Krankheitsursache ist die Zungendiagnose. Jedes Areal der Zunge gibt Aufschluß über den Zustand der inneren Organe. Zudem ist die Zungenform, Belag,

Feuchtigkeit und Farbe für den chinesischen Therapeuten von Bedeutung.

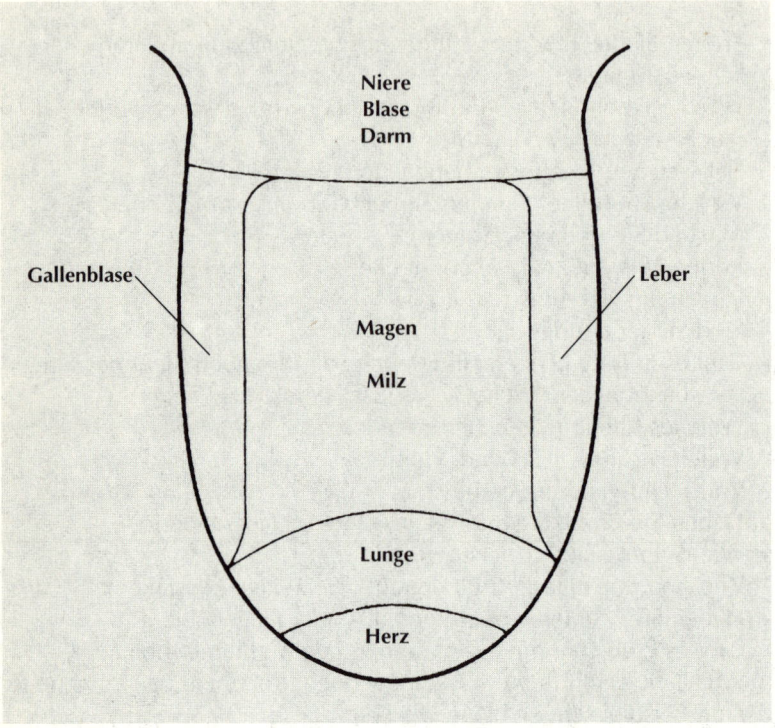

Entsprechungen zwischen Zungenarealen und Organen

Bauchdiagnose

Auch am Bauch gibt es verschiedene Areale, die Rückschlüsse auf die Organe zulassen. Durch Betasten und eventuell auftretende Schmerzen können organische Funktionsstörungen aufgedeckt werden.

Fühlen

Auch der Tastsinn des TCM-Behandlers ist gefragt. Mehrere Arten von Fühlen spielen bei der Diagnose eine wichtige Rolle.

Akutpunkte

Bestimmte, festgelegte Punkte auf der Körpervorderseite lassen bei Schmerzempfinden wiederum auf eine Organfunktionsstörung schließen.

Pulsdiagnose

Im rechten und linken Handgelenkspuls gibt es spezielle Stellen für jedes der Organfunktionssysteme. Zusätzlich können verschiedene Pulsqualitäten, zum Beispiel voller, leerer Puls, ertastet werden, die auch wieder spezifische Hinweise auf die Art der Erkrankung geben.

Riechen

Auch der Körpergeruch, beziehungsweise Mundgeruch des Patienten wird in die Diagnose miteinbezogen.

All diese einzelnen diagnostischen Verfahren fügen sich zu einem Gesamtbild. Das – zu behandelnde – Disharmoniemuster läßt sich auf diese Weise finden. Der TCM-Arzt kann seine Behandlung eigens auf den jeweiligen Patienten abstellen. Eine einzige schulmedizinische Diagnose zeitigt somit viele verschiedene TCM-Diagnosen und damit vielfältige Möglichkeiten zur Behandlung.

KAPITEL IV

Therapieformen der TCM

Die TCM bietet eine Vielzahl von Behandlungsmöglichkeiten. Wichtig ist, daß der Patient selbst Verantwortung übernimmt und zu seiner Gesundung zum Beispiel mit richtiger Ernährung und Bewegungsübungen beiträgt. Zudem ist es hilfreich, die TCM mit Feng Shui zu ergänzen.

1. Ernährung

Ist er Koch oder Arzt?
Ist dies eine Apotheke oder ein Restaurant?
Fisch, Fleisch, Gemüse, Frühlingszwiebel und Porree:
Köstliche Gerichte verbannen Tabletten und Pillen,
nahrhafte Speisen sind Mittel gegen alle Leiden.

CHINESISCHER SPRUCH

Die Bedeutung der Ernährung

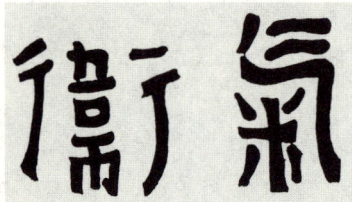

Nahrungsenergie (Ying Qi)

Die Aufnahme von Wasser, Sauerstoff und Nahrung ist lebensnotwendig – für jedes Lebewesen. Die Verstoffwechselung im eigenen Körper sorgt dafür, daß wir existieren können. Aber nur durch das, was wir unserem Körper zuführen, beliefern wir unseren Energiehaushalt.

In der TCM ist die Lebensspanne unter anderem abhängig von der vorgeburtlichen und der nachgeburtlichen Energie. Die zur Verfügung stehenden Mengen der vorgeburtlichen Energie sind von Zeugung und Geburt an festgelegt, die nachgeburtliche wird ein Leben lang durch die Nahrungsaufnahme gebildet. Die vorgeburtliche Energie verringert sich im Laufe des Lebens und sie kann kaum wieder aufgefüllt werden. Die Kunst besteht nun darin, sich Energie zu bewahren. Bewegungsübungen, eine gesunde Lebensführung und eine ausgewogene Ernährung haben das Ziel, die nachgeburtliche Energie zu erzeugen, um die Ausschüttung der vorgeburtlichen Energie möglichst gering zu halten – die Voraussetzung wiederum für ein langes Leben. Je mehr nachgeburtliche Energie gewonnen wird, desto weniger vorgeburtliche Energie verbrauchen wir. Die vorgeburtliche Energie wird im unteren Erwärmer, in der Niere, gespeichert. Sie ist die Basis des Lebens. Die nachgeburtliche Energie entsteht zu siebzig Prozent aus der Nahrungsenergie. Die Atmungsenergie hat einen Bestandteil von circa dreißig Prozent. Gut Essen und gut Atmen ist also die Grundvoraussetzung für ein langes, glückliches Leben.

Nahrung ist für uns ein lebenswichtiger Bestandteil. Ob Getreide, Gemüse, Obst, Kräuter oder Fleisch, jedes dieser Nahrungsmittel dient über Jahrzehnte hinweg zu unserer Lebenserhaltung. Was wir zu uns nehmen, entscheidet darüber, wie krank oder wie gesund wir sind.

In der chinesischen Medizin ist Essen und Trinken mehr als eine Sicherung der Existenz und mehr als eine bloße Energiezufuhr. Im Reich der Mitte wird das Kochen nach den fünf Elementen auch Yin-Yang-Kochen genannt. Der Umgang mit dem Element Feuer spielt dabei eine große Rolle. Denn nur durch das Feuer, durch Kochen also, wird ungenießbare und unverdauliche Nahrung in energiereiche, leicht verdauliche Nahrung umgewandelt. Feuer ist die Energiequelle, die uns das Qi schenkt und uns zusätzlich erwärmt.

Feuer ist für ein langes Leben zuständig. Es verleiht durch den Prozeß des Erhitzens nicht nur Energie, sondern bestärkt den Menschen in seiner Willens- und Abwehrkraft. Je besser unsere körperliche Verfassung ist, desto besser ist auch unser geistiger und seelischer Zustand.

Ausgewogenheit

Alles Extreme meiden, so lautet eine Grundregel der Ernährung. In der chinesischen Medizin setzt sich die Ernährung aus mehreren Bestandteilen zusammen. In der Regel sollte sie aus Getreide, Gemüse, Rohkost, Fleisch, Fisch und Milchprodukten bestehen. Den höchsten Anteil hat dabei das Getreide, beispielsweise Reis, Weizen, Mais, Hirse und Grünkern mit siebzig Prozent. Gemüse sollte anteilmäßig mit etwa fünfzehn Prozent vertreten sein. Rohkost, Fleisch und Fisch sowie Milchprodukte bilden jeweils fünf Prozent der Ernährungsgrundlage.

Zu bedenken ist allerdings, daß die persönliche Ernährung auf den einzelnen zugeschnitten sein muß. Je nach Lebensbedingungen und -phasen ändert sich auch der Ernährungsbedarf. Es ist notwendig zu wissen, was man zu einer ausgewogenen Ernährung braucht und welche Wirkung das jeweilige Nahrungsmittel auf den Körper hat. Die Wirkweise des Nahrungsmittels als Ganzes muß mit in Betracht gezogen werden – wir müssen uns davon verabschieden, nur die Auswirkungen der einzelnen Inhaltsstoffe zu sehen. Je nach Geschmack, der jeweiligen Temperatur, der spezifischen Wirkung, des Yin und Yangs sowie nach den fünf Elementen hat jedes Nahrungsmittel seine besondere Wirkung. Die Energiezufuhr durch hochwertige Lebensmittel bewirkt, daß die Organe gut versorgt werden und sich bei Belastungen gegenseitig ausgleichen können.

Die geeignete Ernährung soll passen wie ein gut geschnittenes Kleidungsstück; sie sollte uns nicht einengen, sondern unsere Persönlichkeit unterstreichen. Wer die Grundlagen für eine mäßige, ausgewogene Ernährung schafft, schafft die Basis für Gesundheit. Wer mit der ganzheitlichen Ernährung die Anforderungen seines Körpers ausgleicht, vermindert automatisch auch seine Gelüste nach Süßigkeiten, Alkohol und Kaffee. Der Körper braucht diese Stoffe dann nicht mehr.

Mittels heißer und warmer Nahrung kann man Kälte-Zustände abbauen. Neutrale Nahrung ist für jeden und in fast jedem Zustand bekömmlich. Erfrischende und kalte Nahrungsmittel kühlen Hitze, also Yang-Zustände, ab. Das ist der Kern der chinesischen Ernährungslehre. Wenn Sie sich allein danach richten, haben Sie wieder einen guten Schritt weiter in Richtung Gesundheit getan.

Es gibt keine Ernährung oder auch eine Diät, die für alle gut wäre. Auch die Ernährung sollte für jeden Menschen individuell verschieden sein, je nach Gesundheits- und Krankheitszustand. Zudem ist die Ernährung abhängig von dem jeweiligen Land und den klimatischen Bedingungen, denen der Mensch ausgesetzt ist. »In der Region, in der der Mensch lebt, wachsen genau die Nahrungsmittel, die er in der jeweiligen Jahreszeit braucht«, lautet eine alte Weisheit.

Mäßigung

Vor rund hundert Jahren wurde ein Mensch durchschnittlich fünfunddreißig Jahre alt. Heute hat sich das Durchschnittsalter auf über siebzig Jahre verdoppelt. Dank technischer Entwicklung und medizinischer Versorgung erreichen viele Menschen im Jahr 2000 ein höheres Lebensalter, aber diese Errungenschaft geht häufig mit sogenannten Alters- und Zivilisationskrankheiten einher.

Je mehr wir unsere Lebensbatterie, also die vorgeburtliche Essenz pflegen, desto älter werden wir. Die Taoisten glauben, daß für ein hohes Lebensalter mehrere Vorgänge verantwortlich sind. Zu den Grundvoraussetzungen für ein langes Leben gehört für sie neben Atmen und Denken auch Essen und Trinken.

Zahlreiche Belastungen sprechen in unserem Alltag jedoch gegen diese Bedingungen. Unser Leben ist in ein Umfeld integriert, das eine ausgewogene Ernährung oft nicht einfach macht. Klimatische Bedingungen, der Lärm der Städte, Umweltverschmutzung, ständige Reize der Außenwelt, Streß, Zeitmangel und der alltägliche Kampf ums Dasein machen uns das Leben schwer. Außerdem sind wir von Gefriertruhe, Mikrowelle, Fast-Food-Restaurants etc. verwöhnt, die vermeintlich dabei helfen, Zeit zu sparen.

Eine harmonische Ernährung, die gleichzeitig eine Reinigung von innen bedeutet, steht häufig in krassem Gegensatz zu unserem streß- und reizüberladenen sozialen Umfeld.

Alkohol, Nikotin und Süßigkeiten dienen vielen Menschen zur Kompensation, als Seelentröster und gleichzeitig als Retter in der eigenen Not. Einmal eine Tasse Kaffee zu trinken, fettes Fleisch zu essen oder auch einmal zu rauchen, ist unbedenklich. Es schädigt uns nur bei lebenslangem Genuß. Zu oft und zuviel, also der tägliche Genuß, macht uns krank.

»Die Mäßigkeit ist ein Baum, seine Wurzel heißt Genügsamkeit, seine Früchte sind Gesundheit und Zufriedenheit«, so beschrieb der römische Schriftsteller Valerius Maximus im ersten Jahrhundert nach Christus das Ziel der Ernährung und des Lebens.

Ein Zuviel von allem verursacht Unwohlsein und letztendlich Krankheit. Wir essen und trinken häufig zuviel, nehmen zuviele Genußmittel zu uns und muten uns zuviel zu. Das Ergebnis des Übermaßes: Wir fühlen uns vergiftet, innerlich und äußerlich.

Es ist zwar unmäßig, ohne Hunger zu essen, aber weshalb sollte man aufhören, wenn es am besten schmeckt, auf dem Tisch steht oder auch noch bezahlt ist? Überfütterung macht krank. Wer seinen Magen häufig überlastet, verliert Energie. Die Folgen: Man bewegt sich weniger, die Nahrung bleibt zu lange im Magen. Aufstoßen, Blähungen, Bauchschmerzen, Durchfall oder Verstopfung sind das Ergebnis der Völlerei. Manchmal wehrt sich sogar der Magen durch Erbrechen. Das Qi des Magens rebelliert.

Nicht nur das Zuviel an Essen, auch das Zuoft belastet unseren Magen. Eine Ruhepause ist für ihn in den seltensten Fällen möglich. Der Grund dafür: Nach dem morgendlichen Frühstück kommt wenige Stunden später die Brotzeit oder ein kleiner Happen zwischendurch. Um zwölf Uhr gibt es Mittagessen. Nachmittags ist Kaffeeklatsch mit

Kuchen angesagt. Das Abendessen folgt wenige Stunden später. Dazwischen wird der Pausensnack »eingeschoben«. Abends vor dem Fernseher gibt es noch genügend Möglichkeiten, den Magen und den Verdauungstrakt mit Knabbereien, Süßigkeiten und Alkohol zu belasten. Um dem Magen nicht zuviel zuzumuten und die Verdauungsorgane gesund zu halten, sollte man sich auf drei Mahlzeiten am Tag einrichten.

Auch der Magen hat ein Bedürfnis nach regelmäßigem Rhythmus. Regelmäßige Essenszeiten und Ruhepausen brauchen auch der Magen und die Verdauungsorgane. Nach Möglichkeit sollte nach neunzehn Uhr abends nichts mehr gegessen werden, damit die Organe eine Erholungspause erhalten. Generell sollte man sich Zeit zum Essen nehmen. Und am besten sollte man dabei an Angenehmes denken.

Trinken

Der menschliche Körper braucht Wasser zur Regulierung der Körperwärme durch Schwitzen und Verdunsten. Das einfachste Getränk ist Leitungs-, Quell- oder Brunnenwasser. Kohlensäurefreies und salzarmes Tafel- oder Quellwasser ist überall erhältlich. Mineralwasser sind energetisch kalt, salzig und mit vielen Mineralien angereichert, die wieder über die Nieren ausgeschieden werden müssen. Leitungswasser enthält genau die richtige Dosis an Mineralien. Oft wird es sogar strenger als Mineralwasser auf eventuelle Rückstände kontrolliert. Ein weiterer Vorteil: Man wird davon nur soviel trinken, wie man benötigt. Viele andere Getränke sind mit Zusätzen versetzt, die Lust auf mehr machen.

Grundsätzlich reichen eineinhalb Liter Flüssigkeit pro Tag leicht aus. Aber häufig wird auch zuviel getrunken. Viele von uns übersehen oder sind sich nicht bewußt, daß auch die Nahrung ausreichend Flüssigkeit enthält. Besonders Obst, Gemüse und Salat enthalten viel Wasser. Während der Mahlzeiten sollte generell nicht getrunken werden. TCM-Therapeuten empfehlen, eine Viertelstunde später in kleinen Schlucken Flüssigkeit zu sich zu nehmen.

An unnötiges Trinken sollte man sich nicht gewöhnen. Auch auf eine ausreichende Trinkmenge ist zu achten. Salzreiche Nahrung und alkoholische Getränke erzeugen immer mehr Durst. Zudem sorgt Alkohol für eine Leber-Disharmonie. Wer beispielsweise abends einmal zuviel Alkohol getrunken hat, dem kann es nachts zwischen zwei und drei Uhr passieren, daß er vor Schmerzen oder Unwohlsein aufwacht. Die Leber rebelliert.

Nahrungsmittel und ihre thermische Wirkung

In der chinesischen Ernährungslehre geht man davon aus, daß durch die Aufnahme von Nahrung den Organen Energie zugeführt wird. Die benötigte Energie hilft den Organen im menschlichen Körper, die ihnen fehlenden Substanzen eigenständig zu produzieren oder mit der Nahrung aufzunehmen. Ist also die Energie nicht vorhanden, so werden die Nährstoffe und Mineralien nicht aufgenommen und einfach wieder ausgeschieden.

In der TCM werden die Nahrungsmittel nicht nur nach ihrem Geschmack, das heißt nach ihrer Zuordnung zu den fünf Elementen und deren Wirkung auf den jeweiligen Funktionskreis eingeteilt. Ordnen kann man sie auch nach ihrer thermischen Wirkung. Demgemäß sind in der chinesischen Ernährungslehre kalte, erfrischende, neutrale, warme und heiße Nahrungsmittel vertreten.

Grundsätzlich gilt für diese Einteilung:

Warme Speisen kräftigen das Yang.
Kalte Speisen kräftigen das Yin.
kalt: reduziert Yang-Fülle
erfrischend: baut Blut und Säfte auf
neutral: baut Qi auf
warm: steigert Körperwärme
heiß: vertreibt Kälte

Heiße Nahrung

Heiße Nahrung steigert das Yang im Körper. Die Erhöhung des Yang bewirkt die Verhinderung eines Kältezustands. Äußere Kälte sowie die Aufnahme von zuviel kalter Nahrung können zu einem Verlust der Wärme im Körper führen. Dies kann wiederum den Energiefluß zum Stocken bringen; die Arbeit der Organe wird eingeschränkt. Gerade im Winter kann man sich durch die Aufnahme von warmen und heißen Nahrungsmitteln vor Kälte schützen.

Bei einem Zuviel an heißen Nahrungsmitteln kann der Körper in eine Yang-Fülle geraten, die das Yin überdeckt. Die Folge ist ein Mangel an Yin, die Säfte trocknen aus.

Zu heißer Nahrung zählen unter anderem:
Lamm, Hammel, Schaf, Ziege, alle gegrillten Fleischsorten, Zimt, Cayennepfeffer, Curry, Pfeffer, Chili, Fencheltee, Glühwein, hochprozentiger Alkohol, Yogi-Tee.

Warme Nahrung

Warme Nahrung steigert die Aktivität. Besonders in der kalten Jahreszeit sollte man warme Nahrung, beispielsweise Gemüsesuppen und Fleischbrühen, zu sich nehmen. Sie vertreibt die innere Kälte. Durch das Kochen erfährt das Yang Stärkung. Wärmende Funktion auf Nahrungsmittel haben auch Braten, Backen, Grillen und Räuchern.

Zuviel warme Nahrung verursacht jedoch auch eine Yang-Fülle. Kennzeichen dafür sind Gereiztheit, innere Anspannung und zu intensive Emotionen.

> **Zu den warmen Nahrungsmitteln zählen:**
> Geflügel, Lauch, Huhn, Hirsch, Reh, Essig, Petersilie, Rosenpaprika, Fenchel, Zwiebeln, Knoblauch, Ingwer, Koriander, Majoran, Kaffee, Rotwein, Schafs- und Ziegenkäse, Rosinen, Walnüsse, Pfirsich, Forelle, Lachs, Thunfisch, Shrimps, geräucherter Fisch.

Neutrale Nahrung

Neutrale Nahrungsmittel, zum Beispiel Getreide, liefern Qi. Sie bauen die kosmische Energie auf. Eine neutrale Ernährung wirkt zudem ausgleichend auf alle Organe. Es heißt auch, daß Getreide den Geist beruhigt, das Denken in geordnetere Bahnen lenkt.

Eine positive Wirkung haben außerdem gekochtes Getreide und Gemüse: Durch sie wird der Körper entgiftet, die Giftstoffe werden besser ausgeschieden.

Rindfleisch hat ebenfalls einen neutralen Charakter. Es liefert nicht nur Energie, sondern tonisiert auch das Blut und die kosmische Energie, das Qi.

> **Zu den neutralen Nahrungsmitteln zählen:**
> Feldsalat, Getreide, Hirse, Mais, Kohl, Erbsen, Karotten, Rosenkohl, Kartoffeln, Erdnüsse, Haselnüsse, Datteln, Feigen, Pflaumen, Trauben, Rindfleisch, Kalbfleisch, Butter, Eier, Käse, Kuhmilch, Honig, Rohrzucker, Malz, Maishaartee.

Erfrischende Nahrung

Erfrischende Nahrung tonisiert das Blut und das Qi. Besonders Frauen und Kinder sind heute von Energiemangel, innerer Kälte sowie von Abwehrschwächen, Konzentrationsmangel, Verdauungsproblemen und

Niedergeschlagenheit betroffen. Ein Übermaß an Früchten, Milchprodukten und Rohkost hat einen Energiemangel zur Folge.

Nur wer ein Zuviel an Yang hat, sollte viel erfrischende Nahrungsmittel zu sich nehmen. Im Winter ist vor allem für Frauen ein Übermaß an erfrischender Nahrung weniger geeignet, da sie häufig zu wenig Energie im mittleren Erwärmer haben. Dieser Bereich ist für die Gewinnung der nachgeburtlichen Energie zuständig. Erfrischende Nahrung sollte als Beilage gegessen werden.

Zu den erfrischenden Nahrungsmitteln gehören:
Apfel, Beerenobst, Südfrüchte, Birne, Melone, saure Milchprodukte, Rohkost, Champignons, Paprika, Spargel, Spinat, Broccoli, Zucchini, Sojaprodukte, Pfefferminztee, Gans, Pute, Apfelsaft, Olivenöl, Avocado, Blumenkohl und vieles mehr.

Kalte Nahrung

Sie verhindert Hitzeerkrankungen. Dies ist vor allem im Sommer und in heißen, südlichen Ländern wichtig. In der heißen Jahreszeit sollte ein größerer Anteil an Nahrungsmitteln eine thermisch kalte Wirkung haben.

Ein Zuviel dagegen verursacht wiederum Energieverlust.

Zu den kalten Nahrungsmitteln zählen:
Banane, Mango, Wassermelone, grüner Tee, schwarzer Tee, Mineralwasser, Joghurt, Kiwi, Ananas, Zitrone, Tomate, Gurke.

Ernährung nach den fünf Elementen

In der Ernährungslehre gibt es unterschiedliche Ansichten zwischen der westlichen Welt und dem Reich der Mitte. Statt Kalorien, Eiweißen, Fetten, Kohlenhydraten und Mineralstoffen sind in der chinesischen Ernährungslehre vielmehr der Geschmack der Lebensmittel sowie ihre thermische Wirkung auf den menschlichen Körper von Bedeutung. Ob heiß oder kalt, sauer oder süß, fast automatisch reagieren wir auf die Bedürfnisse des Körpers. Kälte-Zuständen arbeiten wir zum Beispiel mit heißem Tee oder an frostigen Wintertagen mit einer Hühner- oder Gemüsesuppe entgegen. Wir sorgen für eine innere Erwärmung. An heißen Tagen nimmt man dagegen eher erfrischende und kühlende Nahrungsmittel zu sich.

Nicht nur die Temperatur, sondern der jeweilige Wandelzustand ist für die Nahrungsmittel ebenfalls von Bedeutung. Den fünf Elementen sind in der chinesischen Medizin auch die fünf Geschmacksrichtungen süß, scharf, sauer, salzig und bitter zugeordnet.

Holz: Geschmack sauer

Das Element Holz neigt zu Überhitzung und zu chronischem Säftemangel. Zu diesem Wandlungszustand gehören die Organe Leber und Gallenblase. Saure und erfrischende Nahrung ist für diesen Wandlungszustand angesagt. Sie leiten die kosmische Energie nach innen und nach unten.

Dem Holz-Element entsprechen folgende Nahrungsmittel:
Südfrüchte, Stachelbeere, Kiwi, Rhabarber, Sauerkirsche, Johannisbeere, Birne, Himbeere, Tomaten, Spinat, Zucchini, Gurke, Frühlingszwiebel, Oliven, Sprossen, Hibiskus, Zitronenmelisse, Sauerampfer, Petersilie, Schnittlauch, Dinkel, Weizen, Grünkern, Huhn, Ente, Joghurt, Buttermilch, Schafskäse, Frischkäse, Quark, Kefir, Champignons.

Feuer: Geschmack bitter

Auch im Bereich des Wandlungszustandes Feuer neigt man zu Überhitzung. Genügend kühlende Nahrung schafft Abhilfe. Dem Wandlungszustand Feuer entspricht der bittere Geschmack. Auch bittere Lebensmittel leiten das Qi, die kosmische Energie, nach innen und nach unten.

Zu den bitteren Nahrungsmitteln zählen:
Endiviensalat, Artischocke, festes Blattgemüse, rote Beete, Buchweizen, Gerste, Roggen, Apfel, getrocknete Aprikose, Produkte aus Ziegenmilch, Anis, Basilikum, Dill, Fenchel, Kümmel, Lorbeer, Thymian, Rosmarin, Salbei, Ziegen-, Lammfleisch.

Erde: Geschmack süß

Essen ist für Menschen im Wandlungszustand Erde oft Ersatzbefriedigung. Sie sollten regelmäßige Mahlzeiten zu sich nehmen, um einer schlechten Verdauung sowie Blähungen und Völlegefühl vorzubeugen. Zum Element Erde zählen Nahrungsmittel mit süßem Geschmack, gelber Farbe sowie von saftiger, zarter Beschaffenheit.

Zum Bereich Erde gehören unter anderem:
Karotte, Kürbis, Kartoffel, Süßkartoffel, Aubergine, Mais, grüne Bohnen, Petersilienwurzeln, Getreide, zum Beispiel Hirse, Nüsse, warmes Obst, Aprikose, Rosine, Pfirsich, Dattel, Feigen, Apfel, Kirsche, Süßholz, Safran, Zimt, Vanille, Malzzucker, Maishaartee, Butter, Kuhmilch, Rind- und Kalbfleisch.

Metall: Geschmack scharf

Eine gewisse Steifheit im Umgang mit anderen, blasse und trockene Haut sowie ausgetrocknete Schleimhäute sind kennzeichnend für Menschen im Wandlungszustand Metall. Die Wirkung von scharfen Nahrungsmitteln richtet sich nach oben und nach außen. Gemüse und Wurzeln haben häufig eine faserige Beschaffenheit. Trockenheit und Hitze kann man beispielsweise mit Pfefferminztee, Kresse, Kohlrabi und Radieschen vorbeugen. Erwärmend wirken Basilikum, Ingwer, Cayenne, Curry, Muskat, Nelke, Hafer, Zwiebeln, Lauch, Wild, Yogi-Tee, Senf und Schnittlauch.

Zu scharfen Nahrungsmitteln zählen auch:
Knoblauch, Zwiebeln, Grün- und Rosenkohl, Sellerie, Rettich, Wirsing, Koriander, Muskat, Pfeffer, Zimt, Nelke, Ingwer, Chili, reifer Käse, Gerste, Kleie.

Wasser: Geschmack salzig

Nahrungsmittel mit salzigem Geschmack haben auch häufig eine dunkle Farbe. Zusätzlich sind sie von flüssiger Konsistenz. Auch sie leiten das Qi nach unten.

Zu den salzigen Nahrungsmitteln gehören unter anderem:
Schwarzer Rettich, schwarze Sojabohnen, Mungobohnen, Kastanien, Walnuß, Algen, Hafer, Buchweizen, Krabben, Krebse, Fisch.

Zubereitung

Kochen hat nicht nur den Zweck, das jeweilige Nahrungsmittel für den Menschen genieß- und verdaubar zu machen. Durch den Vorgang des Kochens wird auch die Energie auf denjenigen übertragen, der die Nahrung zu sich nimmt. Da die fünf Geschmacksrichtungen süß, sauer, salzig, bitter und scharf auch den Kreislauf der fünf Elemente darstellen, kann man nicht nur die Nahrungsmittel den Elementen zuordnen, sondern sie auch gemeinsam für eine Mahlzeit verwenden. Wenn in einer Mahlzeit Holz, Feuer, Erde, Metall und Wasser als Elemente enthalten sind, gelangt der Körper durch die Nahrung in einen harmonischen Zustand. Sein Bedarf an Energie wird gedeckt.

Die chinesische Art des Kochens berücksichtigt jedoch nicht nur die fünf Elemente. Mit verschiedenen Arten der Zubereitung kann man die thermische Wirkung der Lebensmittel beeinflussen. Den Kochprozeß kann man an seine derzeitige Konstitution sowie an die äußerlichen Temperatur- und Witterungsverhältnisse anpassen.

Eine erwärmende Wirkung haben beispielsweise Schmoren, scharfes Anbraten, Grillen über dem Feuer oder Backen im Ofen. Wer Vegetarier ist, sollte diese Verfahren häufig anwenden, damit im Körper kein Mangel an Wärme entsteht. Garen, dünsten, blanchieren, also Kochen mit Wasser, sorgt für einen behutsameren Wechsel zwischen Flüssigkeit und Nahrungsmittel. Diese Methode eignet sich gut, um erhitzte Gemüter abzukühlen.

Denaturierte Nahrung

Streß, Hektik im Berufsalltag und der sogenannte Mangel an Zeit werden oft dafür verantwortlich gemacht, daß man nicht mehr ausreichend Muße für Kochen und Essen hat. In den vergangenen fünfzehn Jahren erlebten Schnellimbisse eine Hochkonjunktur. Bestellen, essen, bezahlen, lautet die Devise. Hamburger, Pommes frites und sonstige Fast-food-Produkte bestimmen den Speisezettel.

Die Mahlzeiten werden nicht nur hastig – aufgrund der vorgeschobenen Zeitknappheit – eingenommen; sie machen auch schnell satt. Der Konsument ist befriedigt – jedenfalls für die nächsten zwei bis drei Stunden.

Spätestens dann verlangt der Körper weitere Nahrung. Es folgen Gebäck, Süßigkeiten und Schokolade. Ein paar Tassen Kaffee dazu, und der Bedarf nach weiterer, scheinbarer Energie ist wiederum für kurze Zeit gedeckt.

Die Folge dieser unzureichenden Ernährung: Wir müssen nicht nur alle paar Stunden unserem Körper neues Brennmaterial zuführen, uns fehlen dabei auch Vitamine, Mineralien und Ballaststoffe, nach denen der Körper sofort wieder verlangt, die er aber bei dieser Art zu essen nicht bekommt. Von der fehlenden Energie ganz zu schweigen.

Natürlich gleicht sich der Körper den Ernährungsgewohnheiten des jeweiligen Menschen an. Jedenfalls für eine gewisse Zeit. Aber auf

Dauer kann der Körper den ständigen Mangel an Nahrungsenergie nicht ausgleichen und wird geschwächt. Die Lebensenergie verringert sich, und Krankheiten können entstehen.

Viele, durch unzureichende Ernährung verursachte Krankheiten, zum Beispiel zu hohe Belastung des Bewegungsapparates durch Übergewicht, Diabetes, Arterienverkalkung und Herzinfarkt könnten allein durch richtiges Ernährungsverhalten vermieden werden.

Ursprüngliche, natürliche Nahrungsmittel, die auf gebräuchliche Zubereitungsarten gekocht, gebacken oder gegart werden, behalten durch diesen Prozeß ihre ursprüngliche Energie. Bei vielen Lebensmitteln ist das heute aber nicht mehr der Fall. Sie werden durch Bestrahlung haltbarer gemacht, tiefgekühlt und in der Mikrowelle erhitzt. Durch diese Vorgänge geht ihre Energie verloren oder wird so umgewandelt, daß sie für den menschlichen Organismus nicht mehr verwendbar ist. Diese Nahrung ist ohne Energie.

Naturbelassene Nahrungsmittel zerfallen, sie werden irgendwann nicht mehr für den menschlichen Körper genießbar. Industriell haltbar gemachte Lebensmittel verderben nicht mehr, sie haben ihre Lebendigkeit verloren. Natürlich macht es mehr Arbeit, alle paar Tage zum Einkaufen zu gehen und naturbelassene Lebensmittel wie Obst, Gemüse und Salat aus dem heimischen Bereich mit nach Hause zu nehmen. Es ist bequemer, sich ein tiefgefrorenes Gericht aus der Tiefkühltruhe zu nehmen und in die Mikrowelle zu schieben. Zwar bedarf dies weniger Zeit, aber Energie für den Körper gibt diese Mahlzeit nicht mehr her. Und es kostet auf Dauer wiederum Zeit, diese wiederherzustellen.

Zucker

Zucker ist ein Energieräuber. Je stärker das Bedürfnis nach süßem Geschmack ist, um so schwächer ist die Körperenergie und um so größer ist die innere Anspannung. Der Bedarf nach Zucker ist häufig mit einem Qi-Mangel in der Milz verbunden.

Zucker raubt dem Körper Nährstoffe, Mineralien und Vitamine. Er schwächt das Qi der Milz. Im Mundbereich schafft er das ideale Klima für Karies und bildet im Verdauungstrakt den Nährboden, auf dem Darmpilze gedeihen können. Kurzzeitig führt Zucker zu einem Energieanstieg. Dieser hält aber nur circa zwanzig Minuten an. Danach ist weniger Energie als vorher vorhanden.

Das Bedürfnis nach Süße kann auch mit Trockenobst, Melasse, Nüssen, Müsliriegeln und Fruchtschnitten gestillt werden. Weitere süße Alternativen sind Haferflocken, Amaranthpoppies, gedünstetes, heimisches Obst, Rosinen mit Getreide. Zum Süßen sollte Honig oder Rübensirup verwendet werden.

Kinder

Kinder brauchen süßen Geschmack, um ihre Erde, Magen und Milz-Pankreas zu stärken und ihren Körper zu ernähren sowie um ihre geistige Entwicklung zu gewährleisten. Bei Kindern verursacht zuviel Zucker jedoch häufig Müdigkeit und Unkonzentriertheit. Außerdem kann ein Zuviel an Zucker Freude und Aktivität hemmen. Manchmal kann ein Zuviel an Zucker auch Auslöser für Kontaktschwierigkeiten mit anderen Kindern sein. Zucker ist in allen Fertigprodukten enthalten, vor allem in Limonaden, Cola-Getränken und Ketchup. Da man Kinder nicht ganz vom Zucker fernhalten kann, ist es besonders notwendig, das Verlangen nach Süßem automatisch zu sättigen. Mit energiereichen Nahrungsmitteln, die Süße enthalten, entsteht erst gar kein Heißhunger auf Zucker. Mit Kompotten, Getreideaufläufen, die mit Melasse, Rübensirup und Früchten gesüßt werden, sowie mit Honig, Zimt, Anis und Süßholz kann man den Gebrauch von Zucker mindern. Südfrüchte sind weniger geeignet, da sie zu stark auskühlen.

Nach der chinesischen Ernährungslehre sollten Kinder auch wenig Milchprodukte zu sich nehmen. Milchprodukte kühlen zu sehr aus und führen zu chronischen Verschleimungen. Dies äußert sich durch chronischen Schnupfen, Stirn-Nebenhöhlenerkrankungen, Ohrenentzündungen, hohe Infektanfälligkeit, allergische Reaktionen, Schweregefühl, Kopfschmerzen und Niedergeschlagenheit. Weitere Symptome sind Blähungen, Durchfall, Verstopfung sowie Müdigkeit und Antriebslosigkeit. Um beispielsweise die ständige Neigung zu Erkältungen und Bronchitis einzudämmen, bietet Sojamilch eine Alternative.

Um Energiemangel vorzubeugen, sollte man statt Weißmehl Produkte aus Vollkorn verwenden. Durch zuviel Rohkost und Obst, vor allem durch Südfrüchte wie beispielsweise Bananen, Ananas und Orangen, zuviel Milchprodukte, zuviel Industriezucker, Konservennahrung, Fast Food und zuviel kalte Nahrung kann bei Kindern und auch bei Erwachsenen ein Energiemangel in der Milz, also in der Erde, entstehen.

Für Kinderernährung gilt:

Auf stark gewürzte Speisen sollte bei Kindern generell verzichtet werden. Curry, rohe Zwiebeln, Chili und Pfeffer sind für Kinder zu scharf und vor allem auch zu salzig. Ketchup ist zu süß, er enthält fast ausschließlich Zucker. Durch den Gewöhnungseffekt verliert der Geschmackssinn zudem an Intensität. Besonders scharfe sowie auch salzige Speisen stören die Harmonie im Körper.

Im Normalfall ist Fleisch für Kinder nicht lebensnotwendig. Um das Qi zu stärken, kann man seinem Nachwuchs, falls er zu Erkältungen neigt und häufig eine blasse Gesichtsfarbe hat, selbstgemachte Fleischbrühen geben. Leichter verdaulich als Fleisch ist Fisch. Zudem ist er Lieferant von Eiweiß und Jod.

Statt industriell gefertigter Kinderfruchtsäfte sollten Kinder ungesüßten Tee sowie zehn Minuten gekochtes Leitungswasser trinken. Wer während des Essens oder kurz danach trinkt, hemmt die Verdauung. Deshalb sollte während der Mahlzeiten nichts getrunken werden. Dies gilt auch für Erwachsene.

Als Getränke für Kinder eignen sich gut:

Ungesüßter Saft, Kakao mit Wasser und wenig Milch, roter Traubensaft, Süßholzwurzeltee, Zimttee, warmes, abgekochtes Wasser, Maishaartee, Orangenblütentee.

Zur geschmacklichen Verbesserung kann man die Getränke und Speisen mit Melasse, Vollrohrzucker, Gerstensirup, Rübensirup, Ahornsirup oder Honig süßen.

Getreide

Ob Weizen, Dinkel, Reis, Mais, Hafer oder Grünkern – Getreide wird eine beruhigende Wirkung auf den Geist zugesprochen.

Weizen

Weizen steht im Element Holz. Er beruhigt den Geist und stärkt Herz und Muskeln. Weizen senkt die Hitze, steigert das Qi und vermehrt die Säfte. Grundsätzlich hat die Getreidesorte Weizen eine neutrale thermische Wirkung mit erfrischender Tendenz. Bei Leber- und Galleerkrankungen ist er ebenso zu empfehlen wie bei innerer Unruhe, Nervosität und geistiger Belastung.

Hirse

Hirse stärkt die Mitte und wärmt von innen. Sie ist für die Harmonie von Magen und Milz zuständig. Außerdem baut sie Substanz auf, entfernt Hitze und Feuchtigkeit. Mit ihrer neutralen Wirkung hilft sie bei Qi- und Blutmangel sowie bei Durchfall und auch bei Heißhunger nach Süßigkeiten.

Gerste

Auch die Getreidesorte Gerste übt Harmonie auf die Mitte aus. Sie baut Säfte auf und entgiftet den Darm. Empfohlen wird Gerste unter anderem bei einem Mangel an Qi sowie bei Erschöpfungszuständen.

Reis

Reis steht im Element Metall. Er hat nicht nur eine tonisierende Wirkung auf das Qi der Milz, sondern baut auch das Qi und die Säfte auf. Zudem ist er verdauungsfördernd und sorgt für die Ausscheidung von überflüssiger Flüssigkeit im Körper.

Individuelle Ernährungstips

Mangel an Energie

Müdigkeit und Konzentrationsstörungen sind Kennzeichen für Energiemangel. Zu weiteren Symptomen für Energiemangel zählen im Verdauungsbereich Blähungen, Völlegefühl, Durchfall und Verstopfung. Auch die Neigung, schnell oder häufig zu frieren, gehört dazu.

Das sollten Sie meiden:

Kalte Nahrungsmittel versprechen zwar in der Werbung eine erfrischende Wirkung, aber sie entziehen dem Körper Wärme.
Milchprodukte wie Quark und Joghurt sind thermisch kalte Nahrungsmittel. Bereits zwei Becher Joghurt am Tag schwächen das Qi der Milz. Dem Joghurt ist häufig nicht nur Zucker beigemischt, er wirkt auf den Körper auch abkühlend und verschleimend. Ein Übermaß an Milchprodukten kann Trägheit, Müdigkeit und Konzentrationsmangel verursachen. Zu weiteren Folgeerscheinungen können Asthma, Bronchialerkrankungen, Verdauungsstörungen, Übergewicht und auch Mittelohrentzündung gehören. Durch mögliche toxische Ablagerungen in der Nähe der Gelenke kann es zu Gelenkerkrankungen kommen.
Bei **Energiemangel** sollte man außerdem auf Südfrüchte, Zucker und Rohkost verzichten. Vor allem in Verbindung mit Zucker und Joghurt, zum Beispiel bei Bananenmilch oder Fruchtjoghurt haben Südfrüchte eine kühlende und schwächende Wirkung. Ein zu hoher Verzehr kann die Verdauung stören.
Energielose Nahrung schwächt den Körper. Dazu zählen Gerichte aus der Tiefkühltruhe und deren Zubereitung in der Mikrowelle. Als sogenannte denaturierte Nahrung sind unter anderem Margarine und Konserven zu bezeichnen. Auch Eisgekühltes kann dem Körper keine Energie liefern.

Was Sie statt dessen essen sollten:

Grundsätzlich ist neutrale und warme Nahrung notwendig, um den Energiemangel auszugleichen. Dazu gehört vor allem Getreide. Ob Mais, Hirse, Grünkern oder Polenta, sie alle heben das Energieniveau an. Die Ernährung mit Vollwertgetreide sorgt für eine ausgewogene Ernährung des Organismus. Sie entfernt die toxischen Ablagerungen aus dem Körper. In den Funktionskreisen wird das Verhältnis von Yin und Yang harmonisiert. Getreide hält nicht nur lange satt, es beruhigt auch den Geist und das Gefühlsleben.
Fleisch, besonders in Suppen, eignet sich dazu ebenso wie wärmende Gemüse und Gewürze. Zum Frühstück sollte man beispielsweise gekochtes Getreide mit Obst, Zimt und Nüssen essen. Grundsätzlich gilt: Mindestens einmal am Tag eine warme Mahlzeit zu sich zu nehmen.

Mangel an Säften

Wenn bei Ihnen häufig Blässe sowie Durchblutungsstörungen, eingeschlafene Hände und Füße auftreten, verzichten Sie auf Rotwein und Kaffee. Nehmen Sie statt dessen gekochtes Obst sowie Getreide wie beispielsweise Reis und Mais zu sich.

Zuviel Hitze

Aktionismus und häufiges Überhitztsein sowie ein rotes Gesicht sind kennzeichnend für ein Zuviel an Hitze. Scharfe Speisen, Salz, Fleisch sowie Alkohol, Kaffee und Rotwein fördern diesen Zustand. Essen Sie statt dessen thermisch erfrischende und kalte Nahrungsmittel wie zum Beispiel Obst und Rohkost. Zum Abbau des Hitze-Zustands sind auch Nahrungsmittel aus Reis, Dinkel, Mais und Weizen förderlich.

Zuviel Feuchtigkeit

Wasseransammlungen im Körper kann man mit geschmacklich bitteren sowie thermisch warmen Nahrungsmitteln entgegenwirken. Darüber hinaus eignet sich zum Abbau von Wasser zusätzlich geröstetes Getreide, das ohne Fett zubereitet wird.

Grundsätzliche Nahrungsmittel

Bei der Zusammenstellung Ihrer Speisen sollten Sie hauptsächlich auf folgende Nahrungsmittel zurückgreifen:
Statt Zucker Ersatzmittel, zum Beispiel Rosinen, Melasse, Honig, Rohrzucker;

Der Jahreszeit entsprechendes Gemüse;
Samen, Nüsse, Keime, Sprossen, Sojasoße statt Salz;
Geringe Mengen Fleisch, Rind, Wild, Geflügel, nach Möglichkeit mit
Wissen über seine Herkunft;
Vollkornprodukte, Weizen, Hafer, Reis, Grünkern, Dinkel, Buchweizen, Gerste;
Obst nach Jahreszeiten und aus heimischen Anbaugebieten;
Getränke: Leitungswasser, wenn möglich gefiltert, Maishaartee,
Orangenblütentee, Yogi-Tee im Winter.

Vermeiden beziehungsweise vermindern sollten Sie

Kaffee und Schwarztee, nach Möglichkeit
Zucker, Süßigkeiten, Schokolade;
Gesüßte Getränke, zum Beispiel Limonaden, konzentrierte Säfte;

Alkohol	Backfette und Margarine
Mineralwasser	Konserven
Zigaretten	künstlich bestrahlte Nahrungsmittel
Essig	Tiefkühlkost
Milch	Lebensmittel aus der Mikrowelle

Salz, salzhaltige Lebensmittel, zum Beispiel gesalzene Erdnüsse;
Produkte aus Weißmehl.

2. Chinesische Bewegungsübungen

Qi Gong und Tai Chi Chuan

*»Wer Qi Gong oder Tai Chi Chuan regelmäßig übt, der erzielt
im Laufe der Zeit die Geschmeidigkeit eines Kindes, Gesundheit
und Kraft eines Holzfällers und die Gelassenheit eines Weisen.«*
CHINESISCHE LEBENSWEISHEIT

Das taoistische Menschenbild geht von drei Körpern in einem aus:
dem Geist, dem Emotionalkörper und dem Bewegungskörper. In der
westlichen Welt sind diese drei Körper häufig nicht miteinander im
Einklang.

Nur ein Beispiel: Der Bewegungskörper liegt auf einer grünen
Wiese in der Sonne. Die Emotionen sind noch vom vorangegangenen
Streit mit dem Vermieter besetzt. Der Geist denkt über eine neue
Wohnung oder über ein Häuschen im Grünen nach.

Fazit: Für die betreffende Person besteht keinerlei Möglichkeit, den Moment auf der Wiese zu genießen. Emotionen und Grübeleien über Vorangegangenes oder Zukünftiges erlauben kein Erleben des Augenblicks. Die Disharmonie der drei Körper versperrt den Weg zu bewußtem Erleben des Jetzt. Statt einem »Hier und Jetzt« verbaut man sich, durch emotionales und gedankliches Abschweifen, den bewußten Zustand der Wahrnehmung.

Die Spirale dreht sich noch weiter nach unten: Durch die Uneinigkeit der drei Körper verwehrt man sich wiederum die Möglichkeit, Energie zu schöpfen, sich von belastenden Emotionen zu lösen und wieder einen klaren Gedanken zu fassen.

Das Üben der Bewegungsabläufe des Qi Gong und des Tai Chi Chuan bringen diese drei Körper mit der Zeit wieder in Einklang. Die – durch die Übungen – veränderte äußere Haltung beeinflußt wiederum die persönliche innere Haltung.

Innere und äußere Haltung beeinflussen sich gegenseitig: Was man fühlt, wie man handelt und denkt, spiegelt sich auch in der körperlichen Erscheinung wider. Innere Zustände zeigen sich häufig im Auftreten, Verhalten und Aussehen einer Person. Jemand, der traurig ist, hat einen anderen Körperausdruck als jemand, der zornig ist oder fröhlich.

Der philosophische Grundgedanke der chinesischen Bewegungsübungen beruht auf dem »Hier und Jetzt« des Bewußtseins. Intensives Erleben der Gegenwart kann nur empfunden werden, wenn Vergangenheit und Zukunft nicht mehr belastend auf die Person wirken, sondern an den ihnen zugehörigen Plätzen sind. Das heißt: Vergangenes in der Vergangenheit und Zukünftiges in der Zukunft. Wer mit beiden Beinen fest im Leben stehen will, sollte sich von Selbstzweifel, Angst und Depression lösen. Die eigene Gedankenmaschinerie verursacht durch ständige Bewertung der eigenen Handlungen Angstzustände und Depressionen. Andauerndes Hinterfragen, Klammern an die eigene Vergangenheit sowie die Angst vor der Zukunft bremsen den natürlichen Fluß der Energie des jeweiligen Menschen. Im »Hier und Jetzt« dagegen gibt es nur Erleben ohne Bewertung. Das wiederum gibt Energie. Qi Gong und Tai Chi helfen mit ihren Bewegungsübungen, sich des eigenen Körpers, der Atmung und der Bewegung überhaupt bewußt zu werden.

Wache Konzentration ist nicht nur im körperlichen Bereich erforderlich. Aufmerksamkeit, Beharrlichkeit und Bewußtsein werden durch die chinesischen Bewegungsübungen entwickelt. Angemessene Reaktionen auf bestimmte Lebenssituationen sowie eine verbesserte Reaktionsfähigkeit werden dadurch gefördert. Man erlangt Stärke und das Gefühl, allen Herausforderungen des Lebens gewachsen zu sein und der Situation entsprechend handeln zu können.

Auch die Bedeutung der fünf Elemente spiegelt sich in den chinesischen Bewegungsübungen wider. Durch die Bewegungen werden die Elemente im Körper wieder miteinander im Einklang gebracht. Außerdem wird man sich beim Üben seines eigenen Raumes, seiner Ausdehnung wieder bewußt.

Tai Chi und Qi Gong versetzen den Übenden wieder in die eigene Räumlichkeit. Ein Bezug zur eigenen Haltung wird wiederhergestellt. Ziel des Übens ist eine ganzheitliche Aktivierung der Energie der drei Körper und damit ganzheitliche Gesundheit.

Anwendung

Je mehr wir uns bewegen, desto intensiver nehmen wir unseren Körper wahr. Je bewußter wir uns selber spüren, desto intensiver leben wir auch in und mit unserer Umwelt.

Auch die chinesischen Bewegungsübungen beruhen auf diesem Grundgedanken. Durch das Üben von Tai Chi oder Qi Gong verbessert sich die Gesundheit, und die Entstehung von Krankheiten kann oft verhindert werden. Bei bereits vorhandenen Krankheiten wird die innere Heilkraft wieder aktiviert.

Doch nicht nur die körperliche Konstitution wird gekräftigt. Die chinesischen Bewegungsübungen dienen auch der inneren Stärkung. Für Seele und Geist führen sie zur inneren Mitte, zu Harmonie, Ausgeglichenheit und Heiterkeit.

Das Qi wird zum Fließen gebracht. Die Übenden machen ihre Meridiane wieder durchgängig für die körpereigene Energie. Dies hilft auch dabei, die Gedanken zu klären, ihnen eine Richtung und ein Ziel zu geben. Ob Qi Gong oder Tai Chi, die Energie wird durch beide Bewegungsübungen gelenkt. Der Schwerpunkt der Übungen liegt nicht auf dem Muskeltraining, sondern auf der Aktivierung der inneren Organe, der Energie in den Meridianen und auf unserem Energiekörper. Was für die Übenden bedeutet, die Verantwortung für ihren Körper und ihre Gesundheit selbst zu übernehmen.

Qi Gong

Qi Gong, die chinesische Atem- und Heilgymnastik, ist eines der ältesten Übungssysteme der Welt. Die Übungen wurden bereits viertausend Jahre vor Christus praktiziert. Aber erst aus der Zeit von zweitausend vor Christus stammen die ersten schriftlichen Aufzeichnungen.

Taoistische, buddhistische und konfuzianische Mönche übten die meditativen Atem- und Bewegungsübungen in den Klöstern aus. Von den Mönchen wurden die Übungen bewahrt, weiterentwickelt und streng geheim gehalten. Der Meister durfte sein Wissen nur an die jeweiligen Schüler weitergeben.

Die Geheimhaltung des Wissens war vor Jahrtausenden auch absolut notwendig. Denn: Die chinesischen Kampfkünste basieren auf den Prinzipien des Qi-Gong. Wer in der traditionellen chinesischen Atem- und Heilgymnastik bewandert war, hatte damit zugleich die beste Voraussetzung, siegreich im Kampf zu sein.

Nicht nur in Klöstern, auch in Familien wird seit Jahrtausenden Qi-Gong geübt. Auch chinesische Ärzte wußten über Qi-Gong Bescheid. Je nach Bedarf gaben sie einzelne Bestandteile der Übungen weiter.

»Um die Gedanken zum Schweigen zu bringen, ein ruhiges Herz und einen konzentrierten Geist zu haben«, gewährte in früheren Zeiten und auch heute noch die Meditation Ruhe und Bewegung. Innere Kraft, Charakterstärke, Gesundheit sowie außergewöhnliche und sensorische Fähigkeiten werden dadurch geschult. Verständlich, daß die Qi-Gong-Meister ihr Wissen nicht nur geheim hielten, sondern im Reich der Mitte gleichzeitig Macht hatten und auch Schutz geben konnten. Im China der Kulturrevolution wurden die Qi-Gong-Meister aufgrund ihres Wissens verfolgt.

Übersetzt besteht Qi-Gong aus Qi, welches unter anderem Atem bedeutet und »gong«, das mit Übung übersetzt wird. Die sogenannte Atemübung beinhaltet mehr als Atmen und Gymnastik. Spirituelle Qi-Gong-Übungen haben in der Lehre des Taoismus, Buddhismus und Konfuzianismus die Aufgabe, den Übenden auf seinen Wegen weiterzuleiten. Ziel ist die Vervollkommnung von Körper, Geist und Seele, also der erleuchtete, selbstverwirklichte Mensch.

Das Qi soll fließen

Im Qi-Gong wird das Qi im Körper zum Fließen gebracht, durch den Atem, durch die Vorstellungskraft und durch die Bewegung. Manchmal auch durch die Kombination von Vorstellung, Atem und Bewegung. Das Qi wird durch die Meridiane gelenkt und an bestimmten Stellen des Energiekörpers gesammelt. Blockaden können sich innerhalb der Meridiane lösen. Zusätzlich füllt der Übende die Energie im Körper wieder auf.

Im Qi-Gong gibt es verschiedene Übungen:

➤ Qi bewegen in den Meridianen.
➤ Qi aus der Umgebung aufnehmen.
➤ Qi an andere zu Heilzwecken weitergeben.
  Dies ist über die Hände möglich.

Jede dieser Richtungen des Qi Gong besteht wiederum aus einzelnen Übungen, Bewegungen, die sehr langsam ausgeführt werden. Qi Gong kann man im Sitzen, Stehen, Liegen und auch Gehen ausüben. Die Anwendung ist vor dem Einschlafen und auch bei Wartezeiten möglich.

Bei stillen Übungen steht der visualisierende, meditative Aspekt im Vordergrund. Qi Gong ist aber mehr als Gymnastik. Die Übenden lenken zugleich ihre Vorstellungskraft und stärken damit die feinstoffliche Lebenskraft im Körper. Qi Gong bedeutet auch, sich des eigenen Körpers bewußt zu werden.

Tai Chi Chuan

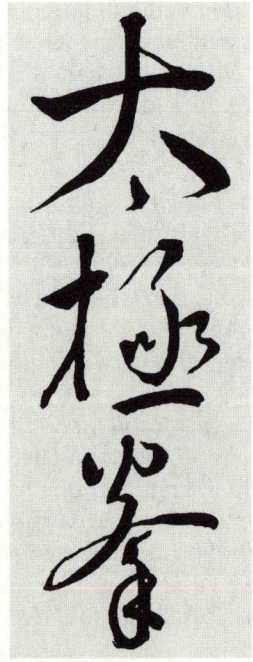

Eine völlig neue Bedeutung hat die ursprüngliche Kampfkunst Tai Chi Chuan in den westlichen Ländern der Industriegesellschaft erlangt. Einerseits ist sie die Kunst der Bewegung und die Förderung der Gesundheit; zum anderen beinhaltet Tai Chi Chuan Meditation mit philosophischen Grundgedanken.

Tai Chi Chuan ist ein traditionelles chinesisches System von Übungen, die auf der Philosophie des Taoismus, der Lehre von Yin und Yang, beruhen. Es wird in Form eines fließenden, ausgeglichenen Bewegungsablaufes ausgeführt. Die Bewegungen sind langsam und harmonisch.

Schattenboxen nennt man die Mischung aus Bewegungsübungen und Meditation – vielleicht deshalb, weil man früher der Meinung war, mit Tai Chi Chuan, Kurzform Tai Chi, noch vor Sonnenaufgang beginnen zu müssen. In diesem Fall würde man den Übenden nur als Schatten in der Morgendämmerung sehen, einen Schatten, der im Zwielicht des neuen Tages gegen einen unsichtbaren Gegner kämpft.

Die ehemals waffenlose Selbstverteidigung kann von Personen aller Altersgruppen ausgeführt werden. Ob jung oder alt, Frau oder Mann, was das Verletzungsrisiko angeht, ist Tai Chi im Gegensatz zu vielen anderen Sportarten unbedenklich. Aufgrund des meditativen Hintergrunds, auf dem die Übungen basieren, ist die Gefahr der Überanstrengung oder der Verletzung äußerst gering. Zudem ist die Ausübung unabhängig von Jahres- und Tageszeit sowie vom Wetter. Eine spezielle, teure Ausrüstung braucht man dazu nicht.

> *»Der Körper muß so empfindsam sein,*
> *daß selbst die Berührung einer fallenden Feder bemerkt wird.*
> *Er sollte so nachgiebig sein,*
> *daß selbst das Aufsetzen einer Fliege ihn in Bewegung bringt.«*
> DIE THEORIE DES TAI CHI

Wie auf der ganzen Welt, galt auch in China lange Zeit das Recht des Stärkeren. Nicht nur Qi Gong, auch Tai Chi wurde im Reich der Mitte geheim gehalten. Der Meister gab sein Wissen an den Schüler weiter. Häufig vollzog sich diese Übergabe nur im engsten Familienkreis.

Zu Beginn des 19. Jahrhunderts verbreitete eine Familie namens Yang das Wissen des Tai Chi in ganz China. Der Yang-Stil ist relativ leicht lernbar. Begründet hat ihn Yang Lu-Chang (1799–1872). In den 20er und 30er Jahren sorgten seine Söhne für die Weitergabe der

Übungen. Der Yang-Stil beinhaltet vor allem gleichbleibende, sanfte und fließende Bewegungen.

Im Tai Chi gibt es etwa zwanzig verschiedene Stile. Neben dem Yang-Stil ist der Chen-Stil am weitesten verbreitet. Chen Wang-Ting (1597–1669) gilt als sein Begründer, dieser Stil ist aber relativ schwer zu erlernen. Er beinhaltet schwierige Sprünge, unterschiedliche Geschwindigkeiten und schnelle Drehungen. Der Chen-Stil wird mit stark gebeugten Knien ausgeübt, was diese wiederum sehr belastet. Ob Chen- oder Yang-Stil, Tai Chi wird heute von Millionen Menschen in aller Welt ausgeübt.

Selbstverteidigung

Tai Chi gehört zur sanften Schule der Selbstverteidigung. Grundlage dafür ist, daß die optimale Verteidigung der eigenen Person im Einklang mit der Natur des Menschen geschehen muß.

Die Bedeutung des Wassers ist mit Tai Chi vergleichbar: Unser Körper besteht zum Großteil aus Wasser. Die Leben spendende Flüssigkeit ist zwar sanft und nachgiebig, aber auch unüberwindbar stark. Ähnlich verhält es sich mit den meditativen Bewegungsübungen des Tai Chi. Zum einen ist Tai Chi langsam, sanft und entspannend, zum anderen entwickelt man dadurch innere Stärke und Kraft. Im Tai Chi wird das Harte mit Sanftem überwunden. Nachgeben lautet die Devise, nicht dagegen ankämpfen. Ein Gegner kann den Tai Chi-Meister weder treffen noch fassen.

Chang San-Feng hat die Lehre der Anreihung von Bewegungen mitbegründet. Dieser Mönch des Taoismus lebte im zwölften Jahrhundert nach Christus und beschrieb Tai Chi folgendermaßen: daß die innere Energie in den Füßen wurzle, sich in den Beinen entwickle, in der Hüfte gelenkt werde und durch die Finger wirke. Die Einsicht, daß der Übende mit den Füßen wie mit Wurzeln im Boden haften müsse, ist eine der Voraussetzungen für die erfolgreiche Selbstverteidigung. Um Tai Chi für Selbstverteidigungszwecke wirklich nutzen zu können, ist allerdings sehr viel Übung notwendig.

Meditation und Tau T`ien

Geht das wahre Dao verloren,
so tritt Moral an seine Stelle.
Wenn sie versagt, wird das Gewissen bemüht.
Verblaßt dieses, erschallt der Ruf nach dem Gesetz.
Geht auch das verloren, dann haben wir dies:

Verwirrung herrscht. Niemand kennt sich mehr aus.
Weissagungen und Prophezeiungen gibt es im Überfluß –
doch diese sind nur ein trügerischer Abglanz des Dao;
sind die Wurzel aller Irreführung.
Darum schaut der Weise nur auf das, was wirklich ist.
Er sieht nicht nur die Oberfläche –
er bläst den Staub zur Seite und trinkt das reine Wasser.
Er hält sich nicht nur an die Blüte,
sondern auch an die Wurzeln und an die Frucht.
Blase den Staub beiseite, und:
Komm zum lebendigen Wasser.

AUS DEM CHINESISCHEN

Meditation ist ein Weg, mehr über sein Selbst zu erfahren. Ziel der Meditation im Taoismus ist nicht, sich dem Leben zu entziehen, sondern durch sie das Leben voll und bewußt wahrzunehmen. Durch die jeweilige Meditationsübung werden die dem Menschen innewohnenden eigenen Kräfte geweckt und das kosmische Bewußtsein geöffnet.

Im Tai Chi versteht man unter Meditation die Ausgewogenheit zwischen Yin und Yang. Das Verwurzeltsein in der eigenen Mitte wird in der chinesischen Sprache Tau T`ien genannt. Dies ist ein Bereich, der sich circa zwei Querfinger unterhalb des Nabels in der Körpermitte befindet. Er ist das Körperzentrum, von dem alles seinen Ausgang nehmen sollte. Die zu übende Form verstärkt im Tai Chi die Konzentration, die sich wiederum auf die geistigen Kräfte des Übenden auswirkt. Atem und Qi, also reine Energie, werden auf diese Weise entwickelt und verstärkt. Die Bewegung erzeugt Stille.

Vom Ur-Einen zu den zehntausend Dingen

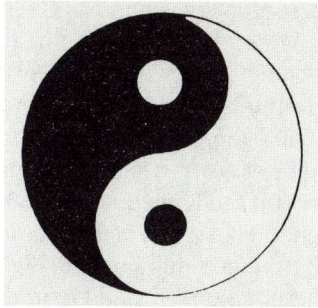

Aus dem Tai Chi entwickeln sich Yin und Yang

Tai Chi war das Allererste. Die Philosophie des Konfuzius gründet seit dem elften Jahrhundert auf diesem Begriff. Bereits vorher aber galt das Allererste als das Ur-Eine. Aus dem Ur-Einen hat sich die Zweiheit von Yin und Yang entwickelt. Und aus der Polarität dieser Zweiheit wiederum entstanden die fünf Elemente. Holz, Feuer, Erde, Metall und Wasser sind die Grundlage für die sogenannten zehntausend Dinge.

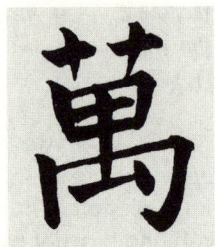

Zehntausend (wan)

Die Zehntausend sind in der chinesischen Sprache der Begriff für die Obergrenze. Als Symbol stellen sie die Unsterblichkeit dar. Im Alten China wurde beispielsweise der Kaiser mit dem frommen Wunsch »zehntausend Jahre leben« angesprochen. Feine Unterschiede gab es vergleichsweise bei der Anrede des Kronprinzen: Diesen sprach man mit dem Wunsch an, er möge tausend Jahre leben.

Das Tai Chi bestimmt in philosophischer Hinsicht die metaphysische Welt. Yin und Yang sind in einem Kreis, als schwarze und weiße Hälfte, wiedergegeben. Getrennt und doch verbunden ist diese Zweiheit durch ein geschwungenes »S«. Nach chinesischem Glauben ist das Bild des Tai Chi auf der Haut von Neugeborenen zu sehen.

Im Tai Chi wird die Polarität von Yin und Yang gelebt. Jede Bewegung hat ihre Gegenbewegung. Auch im Tai Chi folgt auf jedes Heben ein Senken, auf jedes Vorwärts kommt ein Rückwärts. Diese Abläufe finden ohne Unterbrechung statt. Sie gehen fließend und harmonisch ineinander über. Yin wandelt sich in Yang und Yang wieder in Yin.

Das Symbol für Yin und Yang, die Monade, ist auch das Zeichen für Tai Chi. Im Tai Chi gibt es jeweils eine sogenannte Form, die man üben muß. Insgesamt 108 Stellungen sind möglich. Darüber hinaus gibt es Partnerübungen, die zu zweit geübt werden können. Des weiteren sind im Tai Chi Übungen mit Stock, Schwert und Messer möglich. Hauptziele all dieser Übungen sind Gesundheit, Meditation und Selbstverteidigung.

Das Spiel der fünf Tiere

Für das bewußte Wahrnehmen von Bewegung, Haltung und Atmung hat die chinesische Sprache dichterische Bezeichnungen, zum Beispiel »der Kranich hebt seine Schwingen« oder »das Wildpferd schüttelt die Mähne«. Die Bewegung der Tiere, ihr Kampf und ihr Spiel bezeichnen die Elemente des Tai Chi. Namensgeber war Hua Tuo.

Hua Tuo lebte im zweiten Jahrhundert nach Christus und war Fachmann für Chirurgie. Er soll mit einem – leider nicht mehr überlieferten – Betäubungsmittel damals bereits schmerzfreie Operationen durchgeführt haben.

Darüber hinaus entwickelte dieser weise Mann durch die Beobachtung von Tieren heilgymnastische Bewegungsübungen, die er »das Spiel der Tiere« nannte. Die Tiere wiederum ordnete Hua Tuo den fünf Wandelzuständen, den Elementen, zu. Für das Feuer steht der Hirsch. Das Element Wasser ist dem Affen zugeordnet. Holz wird durch den Tiger versinnbildlicht. Der Kranich ist das Symbol für das Element Metall, und der Bär verkörpert das Element Erde.

Der Weg zur Gesundheit

Auf der Suche nach Vervollkommnung des Menschen haben die Weisen des Alten China, darunter auch Hua Tuo, heilgymnastische Übungen entwickelt. Zugrunde lag die Überzeugung, daß Gesundheit durch eigene Bemühungen erreicht und erhalten werden kann.

Die harmonischen, ineinander übergehenden Bewegungsübungen des Tai Chi zielen auf eine Harmonie von Geist, Körper und Seele. Dieses harmonische Verhältnis bezeichnen wir als Gesundheit. Die Übungen des Tai Chi regen die Lebenskraft Qi an, durch den Körper zu fließen und damit die Stauungen in den Meridianen aufzulösen. Zudem kräftigt Tai Chi das Tau T`ien.

Die Übungen des Tai Chi sollten ohne jegliche Anstrengung und Härte ausgeführt werden, man sollte sie wie von selbst geschehen lassen. Nur dadurch wird eine umfassende Entspannung von Körper, Seele und Geist erreicht. Können, Leistung und Siegen stehen beim Tai Chi im Mittelpunkt.

Die Tai Chi-Übungen beanspruchen in ausgewogenem Verhältnis alle Muskeln, Sehnen, Gelenke und Knochen. Dadurch wird deren Flexibilität bewahrt. Die Füße, die den Wurzeln des Menschen entsprechen, werden durch die sanften und ausgewogenen Bewegungen gekräftigt, die Rückenmuskulatur wird gestärkt. Durch die Bewegungsübungen wird eine aufrechte Haltung erzielt. Die Bandscheiben werden von ihrem Druck befreit.

Auch von den Nerven, die vom Rückenmark durch die Löcher der Wirbel austreten, wird Druck genommen. Das Nervensystem kann alle Lebensabläufe, wie beispielsweise Verdauung, Atmung, Stoffwechsel, Kreislauf und Drüsentätigkeit wieder regulieren. Für einen reibungslosen Ablauf des gesamten Systems ist gesorgt.

Die Langsamkeit der Bewegungsformen baut Überreiztheit, Nervosität, Ärger und Streß ab. Man findet wieder zu Ruhe und Konzentration. Zusätzlich werden durch die tiefe Bauchatmung alle Organe im Bauchraum massiert, was wiederum die Verdauung unterstützt. Des weiteren sorgt die Bauchatmung für einen erhöhten Sauerstoffgehalt im Blut und entlastet dadurch das Herz.

3. Akupunktur

Das Akupunktursystem ist eine der Therapieformen, die auf den Grundlagen der Traditionellen Chinesischen Medizin basieren. Sie besteht aus Nadeln, Moxibustion, Gua Sha, Schröpfkopftherapie. In der TCM zählen diese Teile zu den äußeren Behandlungsmethoden, die wiederum den Heilungsprozeß im Inneren des Körpers unterstützen.

Natürlich ist die Heilung des Patienten in erster Linie von diesem selbst abhängig. Zu den Grundprinzipien der chinesischen Heilkunst zählen demnach nicht nur die zahlreichen Anwendungen des TCM-Therapeuten, sondern auch der persönliche Wille des Patienten und seine Mitarbeit am Bemühen, wieder gesund zu werden.

Das Prinzip der Akupunktur in der chinesischen Heilkunst beruht auf dem Wissen vom Qi. Aufgrund äußerer und innerer krankmachender Einflüsse verbessert oder verschlechtert sich die natürliche Abwehrkraft. Die Organe und das gesamte Energiesystem werden geschwächt, was sich in einem Qi-Stau, einem Qi-Mangel oder in gegenläufigem Qi äußern oder in vielen anderen Disharmoniemustern äußern kann. Der Körper des Menschen wird krank.

Behandelt wird mit dem Ziel, die Harmonie und den Energiefluß wiederherzustellen. Schwache Reize wirken anregend und starke Reize schwächend. Diese Erkenntnis macht sich der Akupunkteur bei seiner Behandlung zunutze. Durch die Akupunktur werden schwache Reize gesetzt, die aber im Körper große Veränderungen bewirken. Wer zum Beispiel unter Herzklopfen, Schweißausbrüchen, Atemnot sowie Antriebslosigkeit leidet, hat eventuell Qi-Mangel. Über die Akupunktur wird diesem Patienten wieder Energie zugeführt. Um einen starken Energiemangel auszugleichen, kann neben der Akupunktur auch die Behandlung mit chinesischen Kräutern notwendig sein.

Rebellierendes Qi, das die Energie in den Meridianen in umgekehrter Richtung fließen läßt, kann ebenfalls mit den Methoden der Akupunktur behandelt werden. Übelkeit, Erbrechen, Sodbrennen sowie Schwindel und Durchfall zählen zu den Symptomen des rebellierenden Qi. Der Akupunkteur bringt die Energie in den Meridianen wieder zum Fließen. Fülle-Zustände werden abgebaut und Leere-Zustände aufgefüllt. Schmerzen im Kopf-, Bauch- und Rückenbereich, Spannungs- und Völlegefühl deuten häufig auf einen Qi-Stau hin, das heißt, der Fluß des Qi durch die Meridiane ist behindert. Mittels Akupunktur können die Stauungen in den Meridianen wieder aufgelöst werden. Die Disharmoniemuster benötigen spezifische Behandlungsstrategien, die in der Lage sind, Fülle- oder Leere-Zustände auszugleichen. Es gibt also verschiedene Bereiche, die zur Akupunktur gehören und die auf unterschiedliche Weise angewendet werden können.

Körperakupunktur

Während man vor fünftausend Jahren die Kunst der Akupunktur mit Steinnadeln und Bambussplittern ausübte, steht heute eine Vielfalt von Nadeln verschiedener Länge und Dicke zur Verfügung. Edelstahlnadeln sind bei der Akupunktur am gebräuchlichsten. Oft werden auch sogenannte Einmalnadeln benutzt. Die sterilen Einmalnadeln werden nach ihrem Gebrauch weggeworfen und erfüllen so am leichtesten die hygienischen Voraussetzungen. Nach eingehender Betrachtung des Patienten und nach Diagnosestellung, das heißt, nach dem Herausfinden des jeweiligen Disharmoniemusters, werden die Nadeln in die spezifischen Akupunkturpunkte gestochen. Zahlreiche Verfahren finden in der Akupunktur ihre Anwendung. Es gibt beispielsweise die Methode, einen Punkt anzuregen, in der TCM wird dies Tonisieren genannt, oder zu beruhigen (sedieren). Eine anregende Wirkung erzielt der Akupunkteur zum Beispiel, wenn er die Nadel in Fließrichtung des Qis sticht. Ein Stich entgegen der Fließrichtung hat für den Meridian eine beruhigende Wirkung. Zusätzlich ist rein symptomatisches »Nadeln« möglich: Bei dieser Behandlungsart wird nach Punktrezepten vorgegangen. Verschiedene Punkte werden zusammengefaßt, die sich seit alters her zur Behandlung des jeweiligen Zustandes bewährt haben.

Die Akupunktur dient nicht nur zur Linderung und Heilung, sondern auch zur Betäubung. Die reine Schmerzakupunktur zur Betäubung bestimmter Körperstellen macht eine Narkose bei kleineren

Operationen überflüssig. In China wird diese reine Schmerzakupunktur häufig angewendet.

Außerdem gibt es noch das »Locus-dolendi-Nadeln«: Dabei werden einfach die schmerzhaften Stellen genadelt. Damit löst man die Qi-Stagnation auf, und der Schmerz verschwindet, weil das Qi wieder fließen kann.

Bei der traditionellen chinesischen Akupunktur geht man folgendermaßen vor: Nach einer kompletten Diagnose hat man das vorrangige Disharmoniemuster des Patienten zur Verfügung. Daraus ergibt sich ein individuelles, zur aktuellen Befindlichkeit passendes Therapiekonzept, die Punktekombination. Diese traditionelle Art von Akupunktur wirkt tiefer als die rein symptomatische Nadelung und bringt den gesamten Organismus in Harmonie.

Das Deqi – auf den Punkt kommen

Der Einstich bei der Akupunktur an sich ist nicht schmerzhaft. Je nach Lokalisation werden die Nadeln einige Millimeter bis drei Zentimeter tief in die Muskelschicht gestochen. Der Patient spürt es, wenn der Therapeut nach genauer Punktlokalisation, Stichrichtung und Stichtiefe den Punkt getroffen hat. Diese Wahrnehmung des Patienten läßt sich als dumpf elektrisches Ziehen beschreiben. Diese Empfindung wird Deqi, die angetroffene Energie, genannt.

Das Deqi zeigt sich oft auch in einem Druck, der manchmal mit Wärmeempfinden einhergeht. Je nach Körpergefühl kann das Deqi auf verschiedene Weisen gespürt werden. Das Gefühl hat die Variationsbreite von sehr intensiv bis hin zu ganz leicht. Für die Behandlung ist die Erzeugung dieses Gefühls von enormer Bedeutung, denn nur so wird die Wirkung des Akupunkturpunktes optimal genutzt. Manchmal breitet sich auch kreisförmig Wärme um diesen Punkt aus, dann kann er pulsieren, und der Energiefluß ist in der unmittelbaren Umgebung oder im Meridianverlauf spürbar.

Je nach den Punkten, die behandelt werden, liegt oder sitzt der Patient während der Akupunktur. Bei der klassischen traditionellen Akupunktur werden meistens nur wenige, höchstens aber acht Akupunkturnadeln verwendet. Mehr Nadeln könnten einander in ihrer Wirkung schwächen. Circa zehn bis dreißig Minuten bleiben die Nadeln im Körper. Falls erforderlich, werden sie während der Behandlung nochmals bewegt.

Nach der Behandlung können verschiedene Reaktionen auftreten. Häufig haben sich die Beschwerden gleich verringert, Allgemeinbefinden und Stimmung haben sich verbessert. Man hat das Gefühl von

Kraft und innerer Ausgeglichenheit. Zuweilen fühlen sich Patienten nach einer Akupunkturbehandlung auch erschöpft und möchten sich ausruhen. Sie haben das Gefühl, als ob es in ihrem gesamten Körper arbeiten würde. Die Beschwerden können sich kurzzeitig verschlechtern.

Nach einer Akupunktur sollte sich der Patient möglichst ausruhen. Der Körper muß den neuen, durch das Nadeln verursachten energetischen Zustand erst verarbeiten. Für den inneren Arzt im eigenen Körper ist es notwendig, eine neue Ordnung herzustellen. Oft ergibt sich erst nach diesem Prozeß eine Verbesserung der Beschwerden sowie die Steigerung von Allgemeinbefinden und Stimmung. Diese sogenannten Erstverschlimmerungen können auftreten, wenn die gesamte Energie plötzlich wieder ins Fließen gerät. Je nach Beschwerden wird ein bis mehrmals pro Woche behandelt. Häufigkeit und Dauer der Behandlungen hängen von den Beschwerden und den Reaktionen des jeweiligen Körpers ab.

Elektro- und Laserakupunktur

Eine Alternative zur Akupunktur mit Nadeln bieten Elektro- und Laserakupunktur. Bei der Elektroakupunktur werden die Punkte zusätzlich mit Strom behandelt. Mit Elektrogeräten werden über die Nadeln Ströme in den Körper geleitet. Eine weitere Möglichkeit der Elektroakupunktur stellt die Behandlung mit Elektroden auf der Hautoberfläche dar, damit vermeidet man einen Einstich. Umstritten ist aber unter Experten, ob diese Anwendungen wirklich eine weitere Bereicherung zur klassischen Akupunktur darstellen.

Laserakupunktur bietet sich vor allem bei Kindern und sehr empfindlichen Patienten an. Die jeweiligen, zur Behandlung notwendigen Punkte werden dabei mit dem Laser bestrahlt.

Ohrakupunktur

Der französische Arzt Paul Nogier begründete 1958 die Ohrakupunktur. Er erkannte die Funktionsbeziehungen zwischen bestimmten Arealen am Ohr und den inneren Organen. Nach Paul Nogier stellt das Ohr eine Reflexzone des gesamten Körpers dar. Nicht nur Organe, sondern auch Wirbel und Gelenke sind reflektorisch am Ohr zu finden. Der behandelnde Therapeut verwendet für die eigene Diagnose am Ohr häufig ein Punktsuchgerät, da die Zonen am Ohr klein sind und eng zusammenliegen. Ein schmerzhafter Punkt am Ohr deutet auf eine Energieflußstörung in dem dazugehörigen Körperareal hin.

Ohrkarte

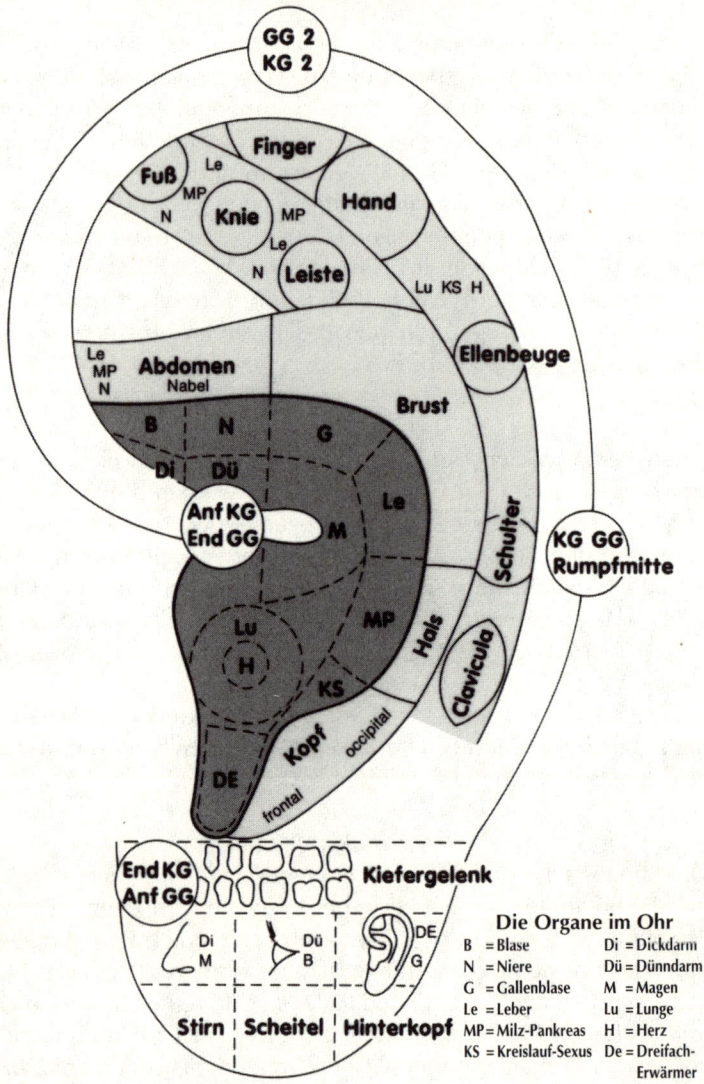

Die Organe im Ohr

B = Blase	Di = Dickdarm
N = Niere	Dü = Dünndarm
G = Gallenblase	M = Magen
Le = Leber	Lu = Lunge
MP = Milz-Pankreas	H = Herz
KS = Kreislauf-Sexus	De = Dreifach-Erwärmer

Akupunktmassage nach Penzel

Für die Ohrakupunktur verwendet man meistens Dauernadeln, die einige Tage im Ohr verbleiben. Außerdem können kleine Körner benutzt werden, die man auf den jeweiligen Akupunkturpunkt klebt. Beide, ob Dauernadeln oder Körner, werden vom Patienten im Laufe des Tages immer wieder selbst stimuliert. Dauernadeln im Ohr können mit einem dazugehörigen Magneten oder mit dem Druck des Fingernagels angeregt werden. Auch bei Körnern wird mit dem Fingernagel gedrückt, um die Wirkung immer wieder zu aktivieren. Häufig verliert man die Nadeln oder Körner nach einigen Tagen, ansonsten werden sie in der nächsten Sitzung wieder entfernt.

Die Moxatherapie

Eng verbunden mit der heilenden Wirkung der Akupunkturnadeln ist in der chinesischen Heilkunst die Behandlung des Patienten mit Moxa. Die Moxibustion dient der Heilung und Behandlung von Krankheiten durch Erwärmung der Akupunkturpunkte und sonstiger Körperstellen. Erhitzt werden diese Bereiche durch glühende Beifußzigarrenblätter. Die Beifußpflanze, lateinisch Artemisa vulgaris, wird auf die Nadel gesteckt. In einem Öfchen wird sie über die Körperstellen oder in Form einer Zigarre – circa einen Zentimeter über den entsprechend zu erwärmenden Akupunkturpunkt – gehalten. Dies macht der Therapeut so lange, bis der betreffende Akupunkturpunkt heiß wird. Die Heilmethoden mit Moxa verwendet ein TCM-Therapeut oft bei Leere- und Kälte-Erkrankungen. Wer zum Beispiel häufig kalte Füße hat, zu Frösteln neigt und Wind und Kälte nicht mag, spricht auf diese Behandlung an.

Durch das Erwärmen des Krautes breitet sich ein angenehmes Wärmegefühl im ganzen Körper aus. Dem Patienten wird Energie zugeführt. Die Moxatherapie wirkt angenehm und entspannend, auch wenn der Geruch für manchen ungewohnt ist.

Für die Moxabustion sind verschiedene Anwendungsarten möglich: Dazu gehören Moxazigarre, Moxakegel, Moxaöfchen, Brennbehandlung sowie die Verwendung von Wärmenadeln.

Moxazigarre

Die circa zwanzig Zentimeter langen Moxazigarren sind im Handel erhältlich. Zur sogenannten Räucherung entzündet man eine Seite der Zigarre. Wenn sich ein glühendes Ende gebildet hat, erwärmt man damit den Akupunkturpunkt. Auf der Haut des Patienten soll eine Rötung auftreten, sie darf nicht verbrannt werden. Falls man Kälte- oder Leere-Zustände hat, kann man Moxa auch alleine zu Hause anwenden.

Moxaöfchen

In einem Metallbehälter werden Beifußblätter zum Glühen gebracht. Der behandelnde Therapeut erwärmt die entsprechenden Stellen in geringem Abstand.

Wärmenadel

Die Wärmenadel ist eine Mischung aus Moxabustion und Akupunktur. Ein Büschel Moxa wird auf die Nadel gesetzt und zum Glühen gebracht. Dadurch dringt die Wärme durch die Nadel in den Akupunkturpunkt und damit wieder in das Innere des Körpers.

Brennbehandlung

Zu Wollform zerstoßene Beifußblätter in Kegelform werden auf den Akupunkturpunkt gesetzt. Zusätzlich werden Ingwer- und Knoblauchscheiben unterlegt. Dann wird der Moxakegel entzündet. Er brennt so weit ab, daß die Haut erhitzt wird und eine Rötung aufweist.

Schröpfköpfe

Eine weitere Ergänzung zur Akupunktur bieten Schröpfköpfe. Diese können entweder über den Nadeln oder auf die Akupunkturpunkte gesetzt werden. Dieses Verfahren dient dazu, Fülle aus dem jeweiligen Bereich zu ziehen.

Gua Sha

Eine traditionelle Heilmethode der chinesischen Medizin ist Gua Sha. Diese einfache Technik ist in Asien weit verbreitet. Gua Sha wird dort von Heilkundigen sowie in Familien zum Hausgebrauch angewendet. Der Heiler arbeitet hauptsächlich mit Druck und Reibung. Die Haut des Patienten wird aktiviert, um Störungen der Organsysteme und Muskeln zu beeinflussen. Grundsätzlich wird Gua Sha angewendet, um Fülle abzutragen. Der Therapeut reibt den zu behandelnden Bereich mit einem intensiv riechenden, chinesischen oder mit einem natürlichen Massageöl ein. Mit einem Gua Sha-Gerät wird die Haut des Patienten aktiviert, indem man mit breiten Strichen darüber zieht. Es kommt zu einer starken Rötung der Haut, manchmal entstehen sogar blaue Flecken. Dadurch werden stagnierendes Qi, Blut und Flüssigkeiten wieder in Bewegung und somit Schlackenstoffe und Stoffwechselgifte zur Ausscheidung gebracht. Die normale Zirkulation und der Stoffwechsel werden regeneriert.

Durch die Auflösung von Stagnationen hilft Gua Sha bei akuten sowie chronischen Schmerzzuständen. Dazu zählen Kopf-, Nacken-

und Rückenschmerzen. Anwendung findet Gua Sha auch bei akuten Infektionen, chronischen Erkrankungen sowie bei Erkrankungen der Atemorgane und der Verdauungsorgane. Diese traditionelle Technik kann sowohl in Verbindung mit Akupunktur, als auch als alleinige Therapie angewendet werden.

Bei Anwendung über den gesamten Rücken stärkt Gua Sha sämtliche inneren Organe, da die jeweiligen Zustimmungspunkte der Organe alle entlang der Wirbelsäule liegen. Der gesamte Körper wird aktiviert.

4. Die Chinesische Kräuterheilkunde

Auch die Kräuterheilkunde basiert auf den Prinzipien der traditionellen chinesischen Heilkunst. Nicht nur pflanzliche, sondern auch mineralische und tierische Substanzen finden in der chinesischen Kräuterheilkunde Verwendung. Grundsätzlich ist jedes Arzneimittel nach seiner speziellen Wirkung auf den Organismus ausgerichtet. Zum einen ist die energetische Eigenschaft wie zum Beispiel erwärmend oder kühlend von Bedeutung. Zum anderen findet eine Bewertung des geschmacklichen Aspekts, ob süß, sauer, scharf, bitter oder salzig, statt. Darüber hinaus werden die Arzneimittel in der chinesischen Medizin in ihrer Wirkung auf den Funktionskreis beurteilt und dementsprechend für das Wohlbefinden des Patienten eingesetzt. Diesen Beurteilungen wiederum liegen die Erfahrungen von Jahrtausenden zugrunde, während derer die Arzneien eingesetzt und zugleich erprobt wurden.

In der konkreten Behandlung sind die chinesischen Arzneimittel eine wichtige Ergänzung zur Therapie. Besonders bei ausgeprägten Energiemangelzuständen sowie bei Erkrankungen, die die Organe selbst betreffen, ist die Behandlung mit Kräutern notwendig. Häufig stehen einzelne Mittel vorgefertigt zur Verfügung, meistens wird jedoch mit selbst zusammengestellten Mischungen gearbeitet.

Eine Mischung von Arzneimitteln setzt sich zusammen aus
der *Hauptarznei:*
Sie ist ein Mittel zur Bekämpfung oder auch zur Korrektur der wichtigsten energetischen Abweichung des vorrangigen Disharmoniemusters.
Der *Ergänzungsarznei:*
Sie entspricht im wesentlichen der Hauptarznei.

Der *Hilfsarznei:*
Die Hilfsarznei wirkt auf die sogenannten Zusatzbefunde, die sich bei der Diagnose des Patienten ergeben haben. Mit ihr werden zusätzliche Symptome behandelt. Des weiteren kann man mit Hilfsarzneien die Wirkungen der Hauptarznei ausgleichen oder auch mildern.
Und der *Meldearznei:*
Sie leitet das Potential der Hauptarznei in den jeweiligen Funktionskreis, in dem sie benötigt wird.

Auch für die therapeutische Arbeit mit Kräutern ist die traditionelle chinesische Diagnose unverzichtbar. Erst nach ihrer Erstellung werden die Arzneimittel zur Behandlung des Patienten ausgewählt. Die chinesischen Arzneimittel haben meistens einen eigentümlichen Geschmack, dabei heißt es in der chinesischen Heilkunst: »Die Arznei, die dem Patienten hilft, schmeckt ihm auch. Er nimmt sie gern zu sich.«
Ein Beispiel aus der Praxis: Ein Patient nimmt zu Beginn der Behandlung eine Mischung gerne ein. Plötzlich erträgt er sie nicht mehr, sie schmeckt ihm nicht mehr. Dies ist oft ein Hinweis darauf, daß die energetische Störung behoben ist.
Die chinesischen Arzneien werden hauptsächlich als Dektot verabreicht. Den Sud aus einer abgekochten Kräutermischung kann der Patient zu Hause kochen, ziehen lassen und im Laufe des Tages trinken. Weitere Formen der chinesischen Arzneimittel sind Pulver, die man mit Wasser einnimmt, sowie Tropfen, die auf die Zunge geträufelt werden. Als sogenannte Nahrungsergänzungsmittel sind sie in bestimmten Apotheken, die sich auf die TCM spezialisiert haben, oder über die Firma Euroherbs/Holland (siehe Anhang) zu beziehen. Je nach Verordnung des Behandlers sind diese Medikamente über einen längeren Zeitraum regelmäßig einzunehmen. Die vollständige Wirkung entfaltet sich erst allmählich, denn es dauert einige Zeit, bis zum Beispiel Leere-Zustände wieder aufgefüllt sind.

5. Chinesische Massagen

Tuina
Kneten, Drücken, Kneifen, Klopfen, Tasten – die sanfte Anwendung der Tuina-Massage hat starke Wirkungen. Im Bereich der TCM kann sie von einem Masseur, aber auch vom Patienten selbst ausgeführt werden. Tuina ist in der chinesischen Medizin eine optimale Ergänzung zur Vorbeugung und zur Behandlung.

Der TCM-Therapeut oder der Masseur gebraucht zur Behandlung des Patienten nur seine Hände. Mit Händen und Fingern als Werkzeug übt er sanften Druck auf kranke Körperregionen oder auf Akupunkturpunkte aus. Die Tuina-Massage ist der Akupressur ähnlich. Die Bezeichnung Akupressur allerdings stammt aus den westlichen Ländern, wo man darunter eine der Grundtechniken der Massage mit Tuina, das sogenannte »Drücken-Pressen«, versteht.

Über die Hände übt der TCM-Therapeut Reize auf den Körper des Patienten aus. Zusätzlich kann der Behandler mit Tuina auch Knochen und Wirbel wieder einrenken. Dieses Verfahren ist mit der westlichen Osteopathie vergleichbar.

Hilfe bietet die Tuina-Massage unter anderem bei Schmerzempfinden durch Muskelverspannungen, zum Beispiel bei Rückenschmerzen, Erkrankungen des Bewegungsapparates sowie bei inneren Krankheiten. Darüber hinaus wird Tuina als Gesundheitsmassage und auch zur Erhaltung der eigenen Schönheit angewendet.

Die Akupunktmassage nach Penzel

Der Begründer der Akupunktmassage

Zwischen 1960 und 1970 entwickelte der Masseur Willy Penzel die Akupunktmassage. Erst einige Jahre später aber fand er seine Annahmen in der Theorie zur chinesischen Medizin bestätigt. In Heyen, in der Nähe von Hannover, gründete er 1972 das Lehrinstitut für »Akupunktmassage nach Penzel«. Heute werden dort jährlich mehrere Kurse für Krankengymnasten, Heilpraktiker, Masseure und Ärzte abgehalten. Der Erfinder der Akupunktmassage, Willy Penzel, starb 1985.

Qi – die Lebensenergie

Die Akupunktmassage nach Penzel beruht auf dem Prinzip der chinesischen Energetik. Der Mensch besteht aus Materie (Yin) und Geist (Yang). Zusammen bilden die beiden Qi, die Lebensenergie. Wird der Körper im richtigen Verhältnis von Yin- und Yang-Energie durchflutet, ist der Mensch gesund. Er fühlt sich körperlich und geistig wohl. Sobald es aber zu Energieflußstörungen im Yin- oder Yang-Bereich kommt, entwickeln sich Fülle- oder Leere-Zustände. Der Körper wird krank. Anfangs verspürt man vielleicht nur ein Unwohlsein, das Allgemeinbefinden ist eingeschränkt. Wenn diese Störungen im Energiefluß aber andauern, entwickelt sich Krankheit.

Akupunktmassage nach Penzel

Die Akupunktmassage nach Penzel, kurz APM, ist eine sehr sanfte Massagetechnik. Ausgeführt wird die Behandlung mit einem Metallstäbchen, mit dem bestimmte Meridiane nachgezogen werden, es wird also tonisiert. Ein Großteil der körpereigenen Energie wird durch dieses Verfahren in die zu behandelnden Meridiane verlagert, so daß eine ungleichmäßige Energieverteilung entsteht.

Diese unregelmäßige Energieverteilung im Körper des Patienten aktiviert den inneren Arzt. Nun können die Selbstheilungskräfte, die jeder von uns in seinem Körper besitzt, in Kraft treten: Die Energie wird neu verteilt, und im Körper des Patienten stellt sich wieder Harmonie ein.

Durch die Tonisierung der Meridiane werden diese von eventuellen Hindernissen und auch Verstopfungen befreit. Die Folge: Die Energie kann wieder frei fließen. Die Anwendung der Akupunktmassage bewirkt, daß ehemalige Fülle-Zustände vor einem Hindernis abgebaut werden können. Leere-Zustände, die hinter einem Hindernis auftreten können, werden wieder aufgefüllt.

Den entsprechenden Fülle- und Leere-Disharmonien kann man somit entgegenwirken. Durch den Ausgleich mit der Akupunktmassage wird wieder Harmonie in den Energiefluß des Patienten gebracht. Der Körper kann gesunden.

Therapieablauf mit der APM

In der ersten Behandlung wird, nach einer ausführlichen Befragung des Patienten, dessen momentaner energetischer Zustand geprüft, meist mit dem sogenannten Probestrich. Dazu wird das Konzeptionsgefäß, der Meridian, von der Symphyse bis zum Bauchnabel hin tonisiert. Diese Behandlung bewirkt, daß ein Teil der Energie auf die Vorderseite des Körpers, also ins Yin, gebracht wird, was wiederum heißt, daß der Rückseite des Körpers Energie entzogen wird.

Schmerzen, die auf einer Fülle im Yang basieren, werden durch diese Maßnahme verringert, da Energie abgezogen wird. War der Probestrich erfolgreich, tonisiert man bei dem betreffenden Patienten nun die gesamte Vorderseite, also das gesamte Yin-Gebiet. Diese Behandlung heißt Spannungsausgleichsmassage ventral. Das Tonisieren im Bereich des Yin betrifft die Meridiane Niere, Kreislauf, Leber, Lunge, Milz-Pankreas und Herz.

Wird der Schmerz dagegen auf den Probestrich hin stärker, so bedeutet dies, daß das Yang bereits in einem Leere-Zustand war. Nochmaliges Abziehen der Energie mit dem Metallstäbchen würde den Leere-Zustand vergrößern und somit die Yang-Schmerzen verschlimmern. Für die Therapie ist es notwendig, diese Leere wieder aufzufüllen. Man muß nun den Rücken tonisieren, um das Yang des Patienten erneut zu stärken. Diese Behandlung heißt Spannungsausgleichsmassage dorsal.

Nach der jeweiligen Behandlung fühlen sich die Patienten oft spontan schmerzfrei oder zumindest erleichtert. Das Allgemeinbefinden des Patienten ist jedenfalls oft deutlich besser als vorher.

Im Laufe von ein bis zwei Tagen kann es nach der Behandlung mit der APM zu einem Ebbe-Flut-Effekt kommen. Durch das Verlagern der körpereigenen Energie wird häufig ein Teil der Energie immer wieder zwischen Yin und Yang hin und her verteilt. Dieser Zustand ist mit einer Welle vergleichbar, die langsam abebbt. Oft kommen dabei akute oder längst vergessene Beschwerden des Patienten in verminderter Intensität wieder zum Vorschein, da der Körper ja ganzheitlich behandelt wird. Der Körper arbeitet mit einem energetischen Impuls. Der Schlaf ist häufig besonders gut, manchmal muß der Patient aber vermehrt nachts Wasser lassen.

In der Regel sind nach ein bis zwei Tagen die Ausgangsbeschwerden auf bis zu fünfzig Prozent geringer als vor der Behandlung mit der Akupunktmassage. Manche Körper reagieren auch ohne den sogenannten Ebbe-Flut-Effekt; die Beschwerden werden dann sofort oder auch mit einer Verzögerung einfach weniger. Nur in den seltensten Fällen gibt es keine Reaktion auf die ersten Behandlungen. Auch dann ist eine Fortsetzung der Therapie notwendig. Eventuell muß der Behandelnde bei fehlender Reaktion des Patienten nach möglichen Störfeldern oder größeren Blockierungen in dessen Körper suchen. Dazu zählen störende Nerven, Gelenkblockaden, Zahnherde sowie sonstige Herde, die saniert werden müssen. Vor der nächsten Behandlung – frühestens zwei Tage später – wird wieder ein energetischer Befund erhoben und danach dementsprechend therapiert. Sind beim ersten Behandlungstermin gerade keine Beschwerden vorhanden oder die Beschwerden nicht beeinflußbar, kann man den energetischen Befund über das Ohr oder über die Abtastung der Haut erheben.

Nach einigen Behandlungen geht man dazu über, einzelne Meridiane zu tonisieren. Der Behandelnde wirkt somit noch spezifischer auf den Bereich der Beschwerden ein. In dieser Phase wird auch mit den Akupunkturpunkten gearbeitet, die mit dem APM-Stäbchen durch intensiven Druck tonisiert werden. Man zieht aus den vollen Bereichen Energie ab und füllt Leere-Bereiche auf, das heißt, man verlagert die spezifische Energie.

Im späteren Verlauf der Behandlung können über sanfte Gelenk-mobilisationen sogenannte Gelenk- und Wirbelsäulenblockierungen behoben werden. Dadurch wird wiederum der Energiefluß verbessert. Neben Verstopfungen und Stauungen stören auch die Blockierungen von Gelenken und der Wirbelsäule den freien Fluß der körpereigenen Energie.

Weitere Störfaktoren für den Energiefluß sind Narben. Diese Stellen sind für das Qi im Körper schlecht durchgängig. Im Laufe der Be-handlung mit der Akupunktmassage nach Penzel können auch diese Störungen behoben werden. Die Therapie bietet hierbei die Möglich-keit, entweder mit dem Stäbchen und den tonisierenden Punkten selbst oder mit Fremdenergie zu arbeiten. Fremdenergie bedeutet, mit einem niederfrequenten Strom den betreffenden Bereich wieder durchlässig zu machen.

Das Ohr des Patienten kann ebenfalls genausogut zur Erhebung eines Befundes genutzt werden wie zur Therapie selbst. Bei der APM wird wieder mittels tonisierendem Stäbchen gearbeitet. Bestimmte Areale des Ohrs werden tonisiert (siehe Ohrakupunktur).

Eine Schwierigkeit für den Energiefluß stellen die Übergänge von einem Meridian in den anderen an den Händen, Füßen und der Brust dar. Besonders an diesen Stellen ist der Fluß des Qi häufig gestört. Die APM-Therapeuten behandeln diese Bereiche mit einer speziellen Creme, APM-Creme genannt. Sie fördert durch äußere Anwendung das freie Fließen des Qi. Für die Energie baut sie eine Brücke. In der Regel cremt der Behandelnde dabei die Füße des Patienten ein, Hände und Brustbereich übernimmt der Patient selbst.

In der Praxis hat es sich stets als hilfreich erwiesen, sich während der Behandlungsdauer zu Hause morgens und abends selbst mit der APM-Creme einzureiben. Oft hilft die Creme auch dabei, kleine En-ergieflußstörungen sofort auszugleichen.

Häufig werden Narben wie Dammnarben, Hüftgelenksnarben, Narben vom Kaiserschnitt, Narben von Bandscheibenoperationen so-wie sonstige Bauchnarben vom Patienten vergessen. Ihre Bedeutung für einen freien Energiefluß ist jedoch so groß, weil sie – beispiels-weise bei Bauchnarben – eine Blockierung für alle langen Yin-Meri-diane sind. Hüftgelenksnarben liegen meist genau im Verlauf des Gallenblasen-Meridians. Der Energiefluß wird dadurch gestört.

Indikationen

Die APM hat die gleichen Indikationen wie die Akupunktur. Im Ge-gensatz zur Akupunktur wird die Haut bei der APM-Behandlung nicht mit Nadeln durchstochen. Die APM-Therapie ist für den Patienten sehr angenehm. Zudem sind die Behandlungsarten von APM und Akupunktur gut miteinander zu kombinieren und ergänzen einander in ihrer therapeutischen Wirkung.

Neben akuten und chronischen Beschwerden am Bewegungsapparat können mit der APM auch Beschwerden wie zum Beispiel Migräne, Spannungskopfschmerz, Tinnitus und Neuralgien behandelt werden. Die Praxis zeigt, daß bisher behandlungsresistente Patienten oft auf die energetische Arbeit gut reagieren.

Besonders zu empfehlen ist die APM auch in der Schwangerschaft. Sie gleicht den Energiehaushalt von Mutter und Kind aus. Zudem hilft sie, das Kind in die richtige Lage zu bringen und eventuelle Beschwerden in der Schwangerschaft, wie Übelkeit, Müdigkeit und Kreuzschmerzen zu verringern. Die APM ist auch als Unterstützung bei der Geburt anwendbar.

Nicht nur Schwangere, auch Kinder reagieren gut auf eine Behandlung mit der APM. Meist haben sie nur geringe Energieflußstörungen, die sich leicht ausgleichen lassen. Ein weiterer Vorteil: Kinder mögen gerne angefaßt, aber nicht genadelt werden. Oft sind die Kleinen ganz begeistert, wenn mit dem Stäbchen ihre Energie verlagert wird. Zudem haben Kinder ein genaues Empfinden, ob der Yang- oder der Yin-Bereich behandelt werden soll.

KAPITEL V:

Ergänzungsmöglichkeiten zur TCM

1. Feng Shui

»Ich kann Dir sagen,
wie Du es tun mußt –
und Du wirst es vergessen.
Ich kann es Dir zeigen –
und Du wirst mich kopieren.
Nur wenn Du es selbst tust –
wirst Du wirklich verstehen.«

CHINESISCHES SPRICHWORT

Feng Shui ist eine sinnvolle Unterstützung der TCM, da auch unsere Umwelt einen energetischen Einfluß auf unseren Körper hat. Wer zusätzlich zu einer Behandlung mit der TCM gleichzeitig seinen Lebensraum harmonisiert, schließt aus, daß von dort die Störungen im Körper immer wieder aufgebaut werden. Manchmal reicht es nicht aus, die Energie im Körper zu harmonisieren, wenn sie zu Hause oder bei der Arbeit immer wieder aus dem Gleichgewicht gebracht wird.

Wohnen als Spiegel der Seele

Feng Shui ist das Wissen von Orten, Menschen und der Art, wie die Energien der beiden aufeinander wirken. Auch bei der Kunst des Feng Shui gilt: Das Qi, die kosmische Energie, muß frei fließen können. Damit dient auch Feng Shui der Gesundheitsvorsorge und der Steigerung der Vitalität.

Ziel von Feng Shui ist, daß der Mensch im Einklang mit seiner Umgebung lebt. Dies führt wiederum zum Ziel, der Harmonie von Geld, Glück und langem Leben.

Auch das Wissen von Feng Shui wurde in China Tausende von Jahren nur im Geheimen weitergegeben. Der Feng Shui-Meister brauchte für das Erlernen dieser Kunst sein ganzes Leben, erst am Ende konnte er es seinem auserwählten Nachfolger vermitteln.

Inzwischen hat sich das Wissen um Feng Shui in der ganzen Welt verbreitet, selbst in der sogenannten westlichen Zivilisation. Überall werden Feng Shui-Seminare und Beratungen angeboten. Zwar braucht man heute nicht mehr ein ganzes Leben, um die Kunst des Wohnens zu erlernen, aber man braucht die Erfahrung des Lebens, um darin wirklich Meister zu sein.

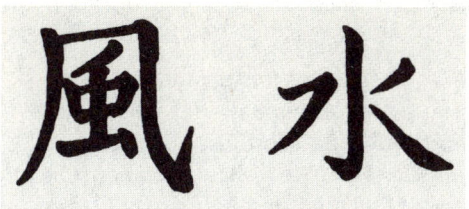

Geomantik (feng-shui)

»Sorge für die Harmonie der Mitte,
dann kommen Himmel und Erde an ihren rechten Platz
und die Dinge gedeihen.«

AUS DEM BUCH DER RITEN, DEM LI-CHI

Über zweitausend Jahre alt ist das Wissen von Wind und Wasser, die beide das Zeichen für Feng Shui bilden. Im Alten China konnte man zwar notfalls auf die Kundigen der Astrologie verzichten, aber in den seltensten Fällen auf einen Fachmann des Feng Shui. Ohne seine tatkräftige Hilfe und sein Wissen wurden weder Häuser gebaut, noch Gräber angelegt.

Die genaue Besichtigung und Begutachtung der Erde und des Ortes gehörte zu den Grundarbeitsweisen der Feng Shui-Spezialisten. Nur auf ihren kompetenten Rat hin wurden Häuser und Mauern gebaut oder auch Bäume angepflanzt. Wenn man zum Beispiel das Haus nicht in die – im Sinne des Feng Shui – richtige Position stellen konnte, wurde statt dessen die Haustür schief in die Hauswand eingesetzt.

Nicht nur die Bereiche der Architektur, Botanik, Geometrie, Ökologie und Baubiologie sind mit der Kunst des Feng Shui verwandt. Sie beinhaltet ebenso die Harmonielehre, Symbol- und Farbenlehre wie auch medizinische Aspekte. Da die Harmonie von Wind und Wasser das Verhältnis von Yin und Yang versinnbildlicht, orientiert sich Feng Shui auch an der Lehre der universellen Gesetzmäßigkeiten der TCM.

Im Reich der Mitte ist es bis heute undenkbar, eine Grabstätte ohne einen Feng Shui-Fachmann anzulegen. Erst wenn man für die Grabstätte des Anverwandten einen Hügel als Ort wählte, das Grab mit Schutzwällen auf der Ost- und Westseite versah und es nach Süden ausrichtete, konnte der verstorbene Ahne in Frieden ruhen.

Der Grund: Durch die spezielle, geschützte Grabanlage erhielten die Geister ein gutes Feng Shui und ließen den Verstorbenen in Ruhe.

Orte der Kraft

Jeder von uns hat es schon einmal erlebt: Sie betreten ein Haus und fühlen sich sofort wohl. Sie sind fast zu Hause. Aber auch das Gegenteil ist häufig der Fall: Sie gehen an einen Ort, gleichgültig, ob Zimmer, Haus oder Gelände und haben das Gefühl, als müßten Sie sofort auf dem Absatz kehrtmachen und den Ort schnellstmöglich verlassen. Für Sie ist es kaum vorstellbar, wie andere Menschen dort leben, lieben, wohnen und arbeiten können. Ob es nun die Position der Möbel, eventuelle Dunkelheit, die Farben der Wand oder die Atmosphäre an sich war, Feng Shui gibt darauf nicht nur Antworten, sondern kann auch Lösungen anbieten.

Grundlage für das Wissen des Feng Shui ist, die kosmische Energie, das Qi, zum Fließen und in Harmonie zu bringen. Da alles, was uns umgibt, auch aus Energie besteht, hat unsere Umwelt verschiedene energetische Einflüsse auf den Menschen. In einem lebendigen System ist alles miteinander verbunden und beeinflußt sich gegenseitig.

Wie das Qi im Körper ins Fließen und in Harmonie gebracht wird, kann man auch die Energie der Umgebung, wie zum Beispiel in Wohnungen, Häusern und Zimmern zum Fließen bringen. Dies wirkt sich wiederum positiv auf die Gesundheit der darin lebenden Menschen aus.

Nicht nur im Reich der Mitte, auch im Westen gab es dieses Wissen über eine sinnvolle Art zu wohnen und zu bauen. Feng Shui ist zwar dem Namen nach für uns neu, nicht aber die dahinterstehende Praxis. Bereits die Römer und die Baumeister der mittelalterlichen Kathedralen wußten, wie wichtig für ihre Arbeiten harmonische und energetisch geeignete Plätze waren. In den westlichen Ländern wird diese mit Feng Shui vergleichbare Methode Geomantie genannt.

Leider haben auch die Fachleute der Geomantie im Westen ihre Erfahrungen der breiten Öffentlichkeit nicht zugänglich gemacht. In China ist dies in den letzten Jahren geschehen. Um das chinesische Wissen auf die westliche Art des Wohnens übertragen zu können, ist es sinnvoll, uns dieses Wissen anzueignen. Damit ermöglichen wir eine bessere energetische Versorgung der in den Wohn- und Arbeitsräumen lebenden Menschen. Grundlegend für ein gutes Feng Shui ist, daß wir uns selten auf Wasseradern aufhalten, Elektrosmog meiden und giftfreie Baustoffe verwenden.

Energie und Harmonie

Das Qi, die kosmische Energie, sollte gleichmäßig fließen. Das heißt, es muß vor allem genug Energie im Raum sein. Der Energiefluß darf weder blockiert werden, noch soll die Energie den Raum sofort wieder verlassen. Im Idealfall sollte sie sich wie ein Walzer tanzendes Paar durch die Räume bewegen.

Lange Gänge sind für das Qi wie eine Rennstrecke. Es rast durch den Raum. Abhilfe schafft in diesem Fall zum Beispiel ein Windspiel. Es bremst das Qi und kann es zugleich in andere Zimmer umleiten. Auch wenn sich gegenüber der Tür ein Fenster befindet, geht die Energie zu schnell durch den Raum hindurch, zum Fenster hinaus.

Wer ständig in einer Störzone lebt, wird krank. Wer diese Zonen mit Feng Shui beruhigt, ist oft schon auf dem Weg der Besserung und Heilung. Durch die positive Einwirkung auf den uns umgebenden Lebensraum macht man einen großen Schritt in Richtung Gesundheit.

Jeder einzelne von uns sucht sich das für ihn passende Umfeld und auch die auf ihn zutreffenden Störfaktoren aus. Deshalb sollte jeder sich zuerst der eigenen Muster bewußt werden. Erst nach diesem Prozeß des Bewußtwerdens ist eine Verbesserung der Wohnsituation mit Hilfe von Feng Shui möglich. Das eigene Qi kann man nun stärken und zentrieren. Feng Shui hat eine wichtige Begleitfunktion auf dem Weg zur Gesundheit, der mit der TCM eingeleitet wird.

Die fünf Tiere

Die Jagd nach dem Drachen

Eine der wichtigsten Aufgaben von Feng Shui besteht darin, die im Freien genügend vorhandene Energie, das Qi, in die Wohnung zu holen. Dort soll sie sich sanft durch die Räume bewegen. In China bezeichnet man diese Funktion als »die Jagd nach dem Drachen«.

Die Suche nach den Energiebahnen, die Jagd nach dem Drachen also, verbindet Feng Shui mit der Symbolsprache der Chinesen. Denn fünf Tiere – Drache, Schlange, Schildkröte, Tiger und Phönix, an den richtigen Positionen – stehen für ein gutes Feng Shui. In China bestimmt der jeweilige Standort des Menschen die Anordnung der fünf

Tiere. Diese überträgt sich wiederum auf alle Bereiche des Lebens, zum Beispiel auf Raum, Standort, Haus sowie Büro, Sitzplatz und sogar auf die Dynamik bei Arbeiten in der Gruppe. Bestimmt wird die Position der fünf Tiere von der Richtung, in welche der Sprecher blickt. Dem Sprecher kommt in der Symbolik die Bedeutung der Schlange zu, denn sie sitzt im Zentrum des Geschehens.

Schlange

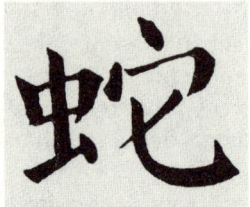

Schlange (shê)

Im Zentrum zusammengerollt empfängt die Schlange Informationen aus allen Richtungen. Wach und bereit, blitzartig zu reagieren, bildet sie den Mittelpunkt des Geschehens. Die anderen Tiere bilden einen äußeren Kreis um sie. Sie wird von ihnen beschützt und lenkt dennoch deren Verhalten. Die Schlange in ihrer soliden Position weiß, daß sie im Notfall auf ihre Kräfte zurückgreifen kann. Sie wird rechtzeitig reagieren.

In ihrer symbolischen Bedeutung ist die Schlange das fünfte Tier im chinesischen Tierkreis. Zusätzlich ist sie eines der sogenannten fünf Gifttiere, wie es im Reich der Mitte heißt. Zahlreiche Geschichten ranken sich um die Schlange. In einem Schlangenkult, der vor allem entlang der Flüsse praktiziert wurde, stellte man Flußgötter oft in Gestalt einer Schlange dar. Als kleine goldene Schlange wurde beispielsweise die Gottheit des Gelben Flusses verkörpert. Mit viereckigem Kopf und roten Punkten um die Augen verehrte das Volk die Gottheit in Theaterstücken. Sinn der Übung war es, die Gottheit bei Laune zu halten.

In Träumen haben Schlangen eine vielfältige Bedeutung. Wer zum Beispiel träumt, er werde von einer Schlange verfolgt, kann auf Glück hoffen: eine schwarze Schlange im Traum verspricht die Geburt einer Tochter. Erscheint dagegen eine grau-weiße Schlange, wird ein Sohn geboren. Als Wandelzustand ist das Tier Schlange dem Element Erde zugeordnet.

Drache

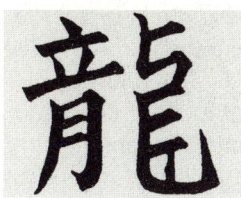

Drache (lung)

In der natürlichen, uns umgebenden materiellen Welt ist der Drache nicht sichtbar. Dieses Wesen ist durch Weitblick gekennzeichnet und verfügt über spirituelle Kräfte. Der Drache empfängt die gesammelten Informationen. Er ist derjenige, der darüber nachdenkt und die richtige Entscheidung trifft. Grundvoraussetzung für das Handeln dieses Fabelwesens ist nicht nur Stabilität, sondern auch eine immense Kraft. Der Drache symbolisiert den Verstand. Im Bereich des Feng Shui sitzt er zur Linken der Schlange. Als Element repräsentiert er das Holz.

Der Drache verkörpert die kosmischen und mythologischen Begriffe in der chinesischen Symbolik. Er ist das Sinnbild des Männlichen und steht also für das Yang. Der Drache ist das vierte Tier des chinesischen Tierkreises und verkörpert alle Schuppentiere.

Zusätzlich stellt der Drache den Osten als Richtung dar, das heißt, er steht in der chinesischen Mythologie für Sonnenaufgang und Regen. Nach Belieben können sich Drachen klein, riesig groß und auch unsichtbar machen. Als Zahl ist dem Drachen wiederum die Neun, also drei mal drei, zugehörig, diese steht für die männliche Zeugungskraft. Als Kindersegen bekommen Jungverheiratete in China oft folgenden Spruch für ihren gemeinsamen Lebensweg mit: »Der Drache hat neun Söhne, jeder von anderer Art.«

Schildkröte

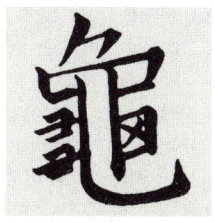

Schildkröte (kui)

127

Die Schildkröte strahlt Ruhe und Sicherheit aus. Ihr fester Panzer gibt ihr Stabilität. Kui, die Schildkröte, ist als Wandlung dem Element Wasser zugeordnet. Sie sitzt direkt hinter der Schlange.

»Sie bewahrt die Geheimnisse des Himmels und der Erde«, heißt es im Reich der Mitte. Als Tier selbst steht sie mit ihrem gewölbten Rücken und der flachen Bauchseite für den Himmel und die Erde.

Ihre Beständigkeit ist auch in zahlreichen Sagen verankert. Sie soll zum Beispiel dem ersten Kaiser geholfen haben, den Gelben Fluß in geordnete Bahnen zu bringen. Auch in politischen Aussagen findet die Schildkröte noch heute Verwendung. Über Mao wird beispielsweise gesagt: »Er veränderte den Lauf der Flüsse. Er versetzte Berge. Mao war aber nicht in der Lage, die Form der Schildkröte zu verändern.«

Tiger

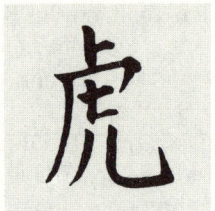

Tiger (hu)

Der Tiger stellt körperliche Stärke und Gewalt dar. Er sitzt rechts von der Schlange und repräsentiert das Yin. Zugehörig ist er dem Element Metall. Der Tiger ist jederzeit bereit, nach vorne zu springen und sich zu verteidigen. Er sorgt für das Überleben, aber seine Angriffslust muß kontrolliert werden.

Der weiße Tiger symbolisiert den Westen und den Herbst, die wiederum mit dem weiblichen Element Yin verbunden sind. Da er das Zeichen für Tapferkeit darstellt, vertreibt er die Dämonen. Deshalb stehen auf Gräbern in China oft Tiger aus Stein. Als drittes Zeichen des Tierkreises schützt er auf Türpfosten von Häusern auch gegen unliebsame Geister.

Da er als Herrscher der Bergtiere gilt, wurden ihm in China Opfer dargebracht. Der Grund: Die Wildschweine, die die Felder der Bauern zertrampelten, waren Teil seiner Nahrung. Die Angst der Bevölkerung vor ihm aber war so groß, daß sein Name nicht ausgesprochen wurde. Statt dessen nannte man ihn stets »König der Berge«.

Mehrere hohe Beamte, so besagt die Legende, baten den Tiger, doch den Landstrich zu verlassen und in die Berge zu wandern. Der Sage nach soll der Tiger diesem Wunsch nachgekommen sein.

Phönix

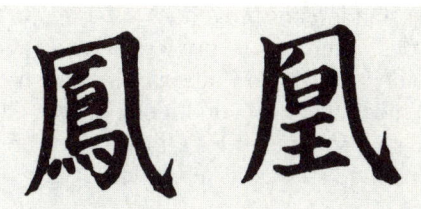

Phönix (feng-huang)

Dieser sagenhafte Vogel, der niemals stirbt, sitzt vor der Schlange. Er fliegt in die Weite und sucht den Raum in der Ferne ab. Der Phönix symbolisiert unsere Fähigkeit zu sehen. Über die Sinne sammelt er Informationen über die Umgebung. Als Wandelzustand ist der Phönix das Element Feuer.

Mit dem europäischen Phönix hat der chinesische wenig gemein. Bereits zweitausend Jahre vor Christus wurde dieses Wundertier erstmals erwähnt. Konfuzius beschwerte sich darüber, daß der Phönix nicht mehr erscheine. Wenn Phönix, Einhorn und die fünf magischen Wesen – der grüne Drache, der weiße Tiger, die Schildkröte, der rote Vogel und der dunkle Krieger – auftraten, bedeutete dies eine gute Regierung und angenehme Zeiten. Auch in der Umschreibung der Sexualität spielt der Phönix eine Rolle. Eine der vielen Schlafzimmeraktivitäten, wie die Chinesen sagen, lautet: »Die Phönixe tanzen zu zweit.«

Tips/Hilfsmittel

*»Feng Shui bedeutet, zur richtigen Zeit
am richtigen Ort zu sein.«*

CHINESISCHES SPRICHWORT

Cutting Qi

Im Feng Shui soll die Energie prinzipiell zu kreisenden Bewegungen fähig sein. Dann entsteht sanft fließende Energie. Das Gegenteil davon ist in langen Gängen der Fall. Das Qi rast dort hindurch; es entsteht eine schnelle, aggressive Energie. Diese wird Cutting Qi genannt. Das ist auch der Grund dafür, daß beispielsweise Straßen nie auf ein Haus zu führen, sondern daran vorbeiführen sollten.

Ein ungutes, aggressives Qi bildet sich auch durch scharfe Ecken und Kanten, spitze Enden von Tischen und sonstigen Einrichtungsgegenständen. Sie alle verwirbeln die Energie und machen das Leben mit diesen Gegenständen anstrengend: kantenreich.

Die Wirkung des Cutting Qi ist um so stärker, je näher sie am Menschen ist. Vermeiden kann man Cutting Qi, indem man die Ecken abrundet oder sich möglichst weit von ihnen entfernt. Als Abhilfe für das Cutting Qi oder auch schneidendes Qi genannt, kann man Pflanzen, Lampen, Vorhänge und Paravents aufstellen.

Licht

Menschen sind Lichtwesen. Dies wußte bereits Hippokrates. Er empfahl, Häuser nach Möglichkeit zur Sonne auszurichten, um deren Wirkung für den Menschen fruchtbar zu machen.

Wenn wir zu wenig Licht erhalten, ist unser Hormonhaushalt und Stoffwechsel verlangsamt. Die Energie schwindet, der Mensch wird für Krankheiten anfälliger. Nicht nur in der Natur ist es notwendig, Sonnenlicht zu tanken. Auch in Räumen sollte die Umgebung leuchtend und wärmend gestaltet sein. Eine sinnvolle und helle Beleuchtung erzeugt den Eindruck von Lebendigkeit und Weite.

Haus

Die Lage des Hauses wird im Feng Shui mit der Position der Tiere verbunden. Prinzipiell liegt das Haus in der Schlange. Der Phönix sollte in Richtung Licht zeigen und viel Raum haben. Im Idealfall sollte sein Blick auf das Wasser gehen, da von dort aus die Energie in das Gebäude strömt. Nicht nur Meeresblick oder eine Aussicht auf einen See, sondern auch ein Bach oder Brunnen erfüllen diese Voraussetzung.

Im Tiger und Drachen dagegen, also links und rechts, sollte das Haus geschützt sein. Dazu eignen sich Berg, Hügel, Wald und Bäume. Besonders hinter dem Gebäude, also auf der Position der Schildkröte, ist Schutz von großer Wichtigkeit. Notfalls kann man die Rückseite eines Hauses bepflanzen, am besten ist ein sanfter Berg auf der Rückseite. Im Feng Shui sollte der Rücken des Gebäudes grundsätzlich geschützt werden; an den Seiten ist ein maßvoller Halt notwendig. Auf der Vorderseite sollte das Haus offen sein, da von dort aus die Hauptenergie in das Haus einfließt.

```
                    Schildkröte


                    Schlange/
                    Haus
    Tiger         = Standort         Drache
                    des
                    Betrachters


                    Phönix
```

Eine friedliche Vorgeschichte des Hauses und des Ortes, auf dem das Haus steht, ist ebenfalls von großer Bedeutung. Nicht geeignet sind Häuser, die auf ehemaligen Schlachtfeldern stehen, neben Müllbergen angelegt sind oder in denen ein Selbstmord begangen wurde. Der Platz merkt sich Vergangenes, heißt es im Feng Shui.

Wasser

Im Feng Shui ist Wasser ein Symbol für Reichtum, was wiederum Lebensenergie bedeutet. Ein Teich vor dem Haus, ein Springbrunnen vor dem Gebäude oder ein Fluß sind laut Feng Shui optimal.

Auch im Wohnbereich wirkt sich bewegtes Wasser Qi energiesteigernd aus. Trotzdem sollte man bei der Einrichtung von Zimmerbrunnen Vorsicht walten lassen. Nicht jedem ist die anregende Wirkung von sprudelndem oder laufendem Wasser angenehm. Manche Menschen müssen bei laufendem Brunnen vermehrt Wasser lassen.

Außerdem ist darauf zu achten, daß das Wasser in Aquarien und Wasserschalen immer rein und klar ist. Dasselbe gilt auch für Teiche, Biotope und Schwimmbecken. Verunreinigtes oder trübes Wasser vor einem Gebäude repräsentiert häufig Unklarheit und wirkt schwächend auf die Gesundheit der Hausbewohner. Grundsätzlich sollte sich Wasser hinter dem Haus befinden.

Stehende Gewässer gelten zwar als starke Energiespeicher, doch sollte die Wasserfläche im Verhältnis zum Gebäude nicht zu groß sein. Generell gilt auch bei der Anlage des stehenden Gewässers, daß geschwungene Formen geeigneter sind als rechteckige.

Pflanzen und Bäume

Sie erhöhen das Qi in und außerhalb der Räume. Bäume und Pflanzen stehen für gesteigerte Lebendigkeit, Wachstum und Verwurzelung. Sie symbolisieren Sicherheit, Gesundheit und Kraft. Meiden sollte man aber Pflanzen wie zum Beispiel Yuccapalmen und Kakteen. Denn diese greifen die Energie der Menschen, die in den Räumen leben, an.

Klangspiele

Lärm verringert die Energie. Symbolisch bedeutet Lärm aber auch Geldverlust. Haben Sie sich schon einmal mit dem Gedanken befaßt, daß Menschen in Finanznöten häufig auch in sehr lauten Wohnungen leben?

Je mehr wir den Lärm verringern, um so besser fühlen wir uns. Zur Lärmreduzierung gehört nicht nur das Einschränken des Lärms außerhalb. Man muß sich darüber im klaren sein, daß auch das ständige Brummen des Kühlschranks, eine nicht entlüftete, gluckernde Heizung und natürlich die ständige Geräuschkulisse des angeschalteten Radios, der Stereoanlage und des Fernsehers Lärm bedeutet.

Klang statt Lärm

Klangspiele verteilen das Qi in den Räumen. Beim Kauf sollte man darauf achten, daß sie einen warmen Ton von sich geben. Ideal sind Windspiele aus Metall, da sie einen klareren Ton haben als zum Beispiel Werkstoffe aus Holz, Ton oder Glas. Man kann sie in langen Gängen, Wintergärten, an Fenster und Eingangstüren anbringen. Allerdings sollte man darauf achten, die Klangspiele nicht an der Tür selbst anschlagen zu lassen. Klangspiele sollten sich durch den Luftzug, der durch das Öffnen der Tür entsteht, bewegen und einen für alle Mitbewohner angenehmen Ton von sich geben.

Spiegel

Spiegel müssen einen guten und heilen Eindruck des Betrachters wiedergeben. Zu bedenken ist, daß man seinen Tag meistens mit einem Blick in den Spiegel beginnt und auch wieder beschließt. Langgezogene Spiegeltüren an Schränken sowie Spiegelfliesen sind ungeeignet, da sie den Betrachter zerteilen und zerschneiden. In Schlafzimmern sollten grundsätzlich keine Spiegel aufgehängt oder aufgestellt werden.

Kristalle

Regenbogenkristalle sind Energie- und Informationsträger. Sie bestrahlen das Umfeld. Sie reichern den Raum mit strahlendem Qi an. Da Regenbogenkristalle in harmonischen Formen erhältlich sind, erzeugen sie eine hohe und harmonische Schwingung, die wiederum für die Anreicherung von Energie sorgt. Einschlüsse, Brüche und Trübungen würden ihre Leuchtkraft behindern, deshalb sollten sie auch stets sauber und unbeschädigt sein. Eine regelmäßige Reinigung ist notwendig.

Bilder

Hätten Sie gerne das Bild Ihrer gestrengen Großmutter über Ihrem Ehebett hängen? Sicherlich nicht. Charakter und Motiv eines Bildes sind für das Befinden des Betrachters äußerst wichtig. Bilder von Trauer, Tod und Unglück beeinflussen den Menschen negativ. Doch nicht nur der jeweilige Charakter eines Bildes prägt das Umfeld. Jedes Bild hat auch die energetische Stimmung des Malers sowie die des Schenkenden gespeichert.

Beobachten Sie einmal, welche Gefühle Sie beim Betrachten eines bestimmten Bildes haben, und hängen Sie es nur auf, wenn es ein angenehmes Gefühl erzeugt. Wer sich mit einem Werk nicht gut fühlt, sollte sich davon trennen. Bilder, Drucke und Poster, die eine aufbauende Stimmung vermitteln, sind auf alle Fälle besser geeignet als schwermütige, bedrückende Kunstwerke.

Mehrere Aspekte sind bei der Plazierung von Bildern zu beachten: Enge Räume werden beispielsweise offener und weiter, wenn Bilder mit großer Tiefenwirkung aufgehängt werden. Von Kinderzeichnungen geht sehr viel Energie aus, die sie wiederum dem Betrachter vermitteln. Wer aber seine zwei Quadratmeter Wand mit Bildern zupflastert, kann damit rechnen, daß auch er sich oft gedrückt und beengt fühlt. Bilder brauchen Platz, um auf ihre Betrachter zu wirken. Für das Auge muß um das Bild genügend Ruhefläche sein, da wir bereits im Alltagsleben mit visuellen Reizen überlastet sind. Statt schwerer, wuchtiger Rahmen können auch zarte Passepartouts für Bilder, Fotos und Zeichnungen verwendet werden. Außerdem sollte man darauf achten, schwere Bilder nicht in Kopfnähe zu hängen. Über Sitzmöbeln und dem Bett sind Bilder nur bedingt geeignet.

Farben

Im Feng Shui werden Farben zur Steigerung des Qi in den Räumen mit Bedacht eingesetzt. Im Prinzip kann man sich bei der Farbgebung seiner Räume nach den fünf Elementen, also den fünf Wandlungszuständen richten.

Je nach Verwendung und Gestaltung des Raumes können beispielsweise dominierende Farben mit der Farbe eines anderen Elements abgeschwächt werden. Wer Rot mit Gelb kombiniert, beeinflußt so Feuer und Erde. Aktive Farben können auch bei Arbeitszimmern und Räumen mit hoher Aktivität angebracht werden. Das Schlafzimmer sollte dagegen in einem ruhigen Farbton gehalten sein.

Das Bagua

Über die Neigungen, Stärken und Schwächen der Bewohner gibt der Grundriß eines Hauses oder einer Wohnung Auskunft. Beginnend bei der Wohnungs- oder Zimmertür legt man das Bagua über den Grundriß eines Raumes, einer Wohnung oder eines Hauses. Grundlagen für das Bagua sind die Trigramme des I Ging. Durch diese entstehen das magische Viereck, welches aus neun Guas, also gleich großen Vierecken, besteht.

Bagua oder die acht Lebensbereiche

4	9	2
3	5	7
8	1	6

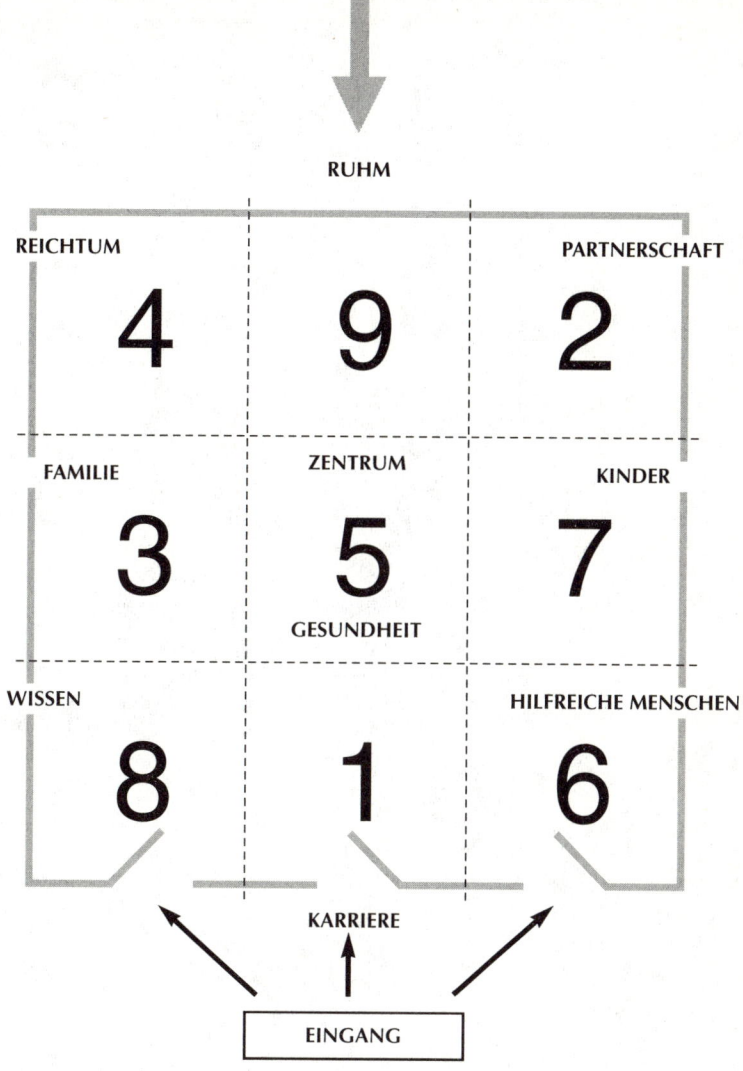

RUHM

REICHTUM

PARTNERSCHAFT

4 **9** **2**

FAMILIE

ZENTRUM

KINDER

3 **5** **7**

GESUNDHEIT

WISSEN

HILFREICHE MENSCHEN

8 **1** **6**

KARRIERE

EINGANG

Ausschlaggebend für die Lage des Bagua ist die Tür; sie liegt entweder in Zone 8, 1 oder 6. Falls im Bagua Zonen fehlen, ist das ein Hinweis auf mögliche Schwächen im entsprechenden Lebensbereich der Bewohner. Es gibt jedoch zahlreiche Möglichkeiten, wie dieses nicht gelebte Potential mit Feng Shui wieder ausgeglichen werden kann.

Die acht Lebensbereiche auf den Grundriß übertragen

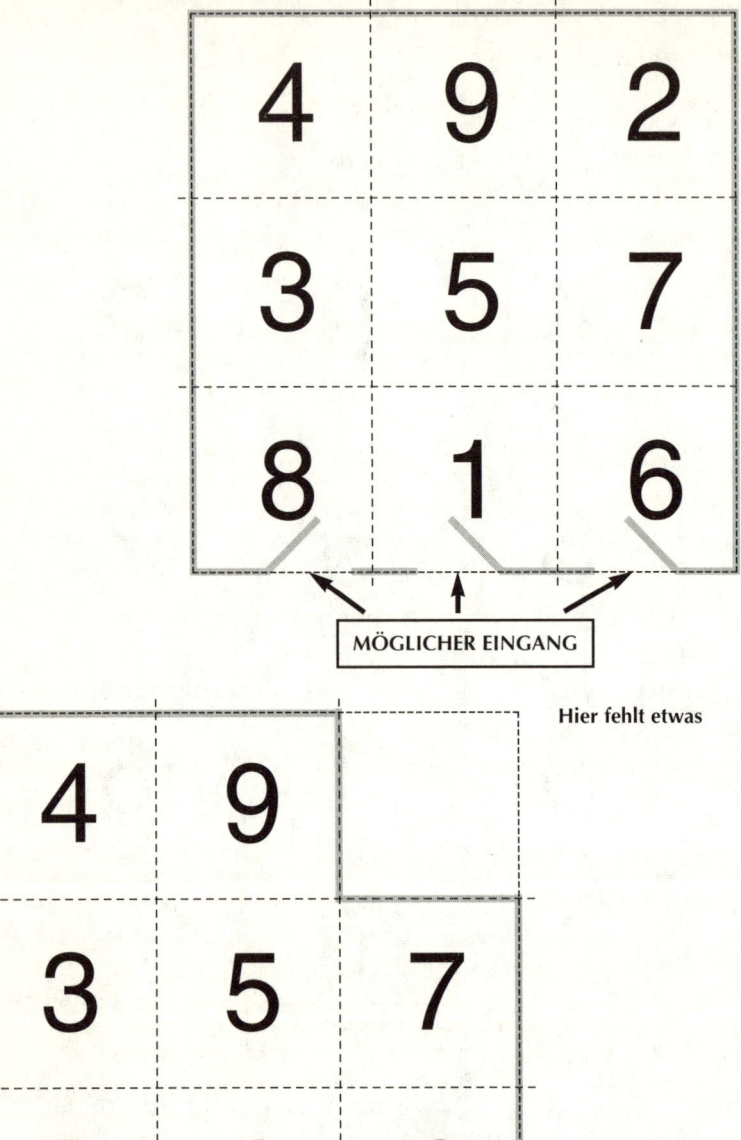

4	9	2
3	5	7
8	1	6

MÖGLICHER EINGANG

Hier fehlt etwas

4	9	
3	5	7
8	1	6

136

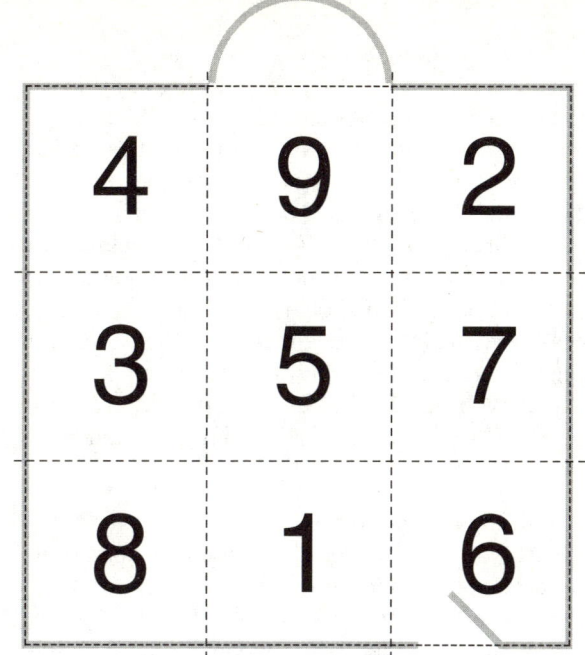

Hier kommt etwas dazu

Karriere (1)

Die erste Bagua-Zone symbolisiert die Karriere. Als Trigramm ist sie im I Ging durch das Wasser gekennzeichnet. Von der Bedeutung her hat diese Bagua-Zone mit dem Beruf zu tun. Dazu gehört nicht nur, daß man auf seine innere Stimme hört, sondern auch, daß man sich selbst verwirklicht. Denn auch der Bereich der Karriere hängt damit zusammen, das Rechte zur angebrachten Zeit zu tun. Im Fluß sein, lautet daher die Devise. Mit dem Bereich der Karriere ist außer dem beruflichen Erfolg auch die persönliche Lebensgestaltung gemeint.

Fließend und mobil sollte auch dieser Bereich sein. Blockierungen müssen aus dem Weg geschafft werden, um Bewegungsfreiheit zu ermöglichen. Helles Licht ist in diesem Bereich äußerst wichtig. Die Farbe dunkelblau sowie weiche, fließende Formen unterstützen in dieser Zone das Wasser.

Partnerschaft (2)

Die Bagua-Zone Partnerschaft wird mit dem Trigramm Erde dargestellt. Die Beziehung mit anderen Menschen steht hier im Vordergrund. Offenheit und Aufnahme kennzeichnen diesen Bereich. Ob Ehe, Partner, Kollegen oder Nachbarn, unser Verhältnis zu ihnen wird durch unsere eigene Einstellung bestimmt, und sie stellt sich in diesem Bereich dar.

Schweres und Belastendes, zum Beispiel Bilder von Aggression und Einsamkeit, sollten aus diesem Bereich ferngehalten werden. Statt dessen sollten in dieser Bagua-Zone Gegenstände mit aufbauender, beziehungsfördernder Symbolik vorhanden sein, zum Beispiel Tiere in zweifacher Ausführung, Delphine, Phönixe oder Drachen.

Wichtig ist, daß im Bereich Partnerschaft kein Abfall und Schmutz liegt. Die Farben rot, gelb und orange unterstützen die Harmonie in der Partnerschaftzone.

Familie (3)

In diesem Bereich spiegelt sich das Verhältnis zu Eltern, Ahnen und Vorgesetzten sowie die eigene Gesundheit wider. Als Trigramm wird die dritte Bagua-Zone durch den Donner symbolisiert. Tragende Mauern und Kamine in diesem Quadrat können auf Trennungen sowie auf Belastungen im Verhältnis zu den Eltern hinweisen.

Sinnvoll wäre es, dort zum Beispiel angenehme Bilder der Familie oder der Vorfahren aufzuhängen. Zusätzlich ist auch gut zu überlegen, wer die Ahnen repräsentieren könnte. Große Pflanzen sowie Objekte und Motive mit aufstrebender Dynamik verstärken diese Bagua-Zone.

Reichtum (4)

Im Trigramm Wind steht die vierte Bagua-Zone, der Reichtum. Damit sind nicht nur die glücklichen Umstände gemeint, die zu innerem und äußerem Reichtum führen, sondern auch Zufriedenheit, Fülle, Wohlstand und Geld.

Das Gua, der einzelne Abschnitt des Baguas, ist nicht nur die Zone des Geldes. Wenn diese Zone ausgeglichen ist, gelingt es uns, alles, was uns geschieht, anzunehmen und darin das Gute zu entdecken. Was auch bedeuten kann, daß man dann in der Lage ist, sich an den kleinen Dingen des Lebens zu erfreuen und nicht nur auf den großen Lottogewinn zu hoffen. Wer Gesundheit, gute menschliche Kontakte und Freunde hat, ist bereits innerlich reich. Bezeichnend ist die Stellung der vierten Bagua-Zone: Das Gua Reichtum liegt genau gegenüber der sechsten Zone, die der hilfreichen Menschen. Das heißt, geistige und materielle Zufriedenheit erhalten wir nur, wenn wir auch bereit sind, etwas von uns selbst zu geben.

In diesem Bereich muß Platz geschaffen werden. Aufräumen ist essentiell. Wassersymbole, wie beispielsweise ein Aquarium, ziehen ebenso die Fülle an wie leere Schalen, in denen sich das Wohlstands-Qi sammeln kann. Eine gut gestaltete vierte Zone findet man oft bei Menschen mit einer glücklichen Hand in Finanzgeschäften.

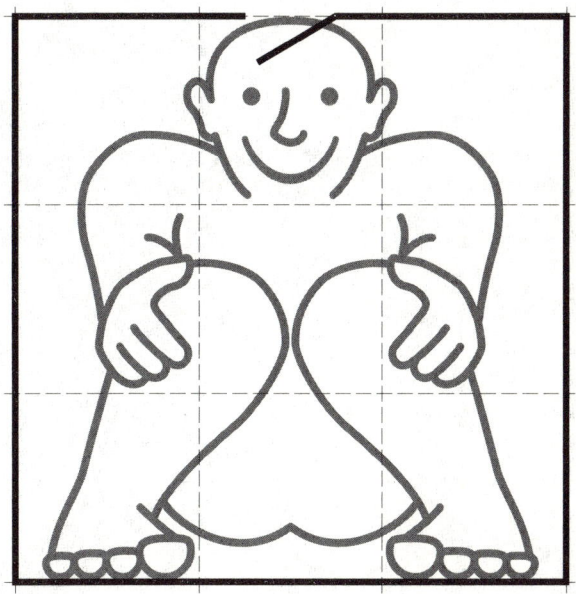

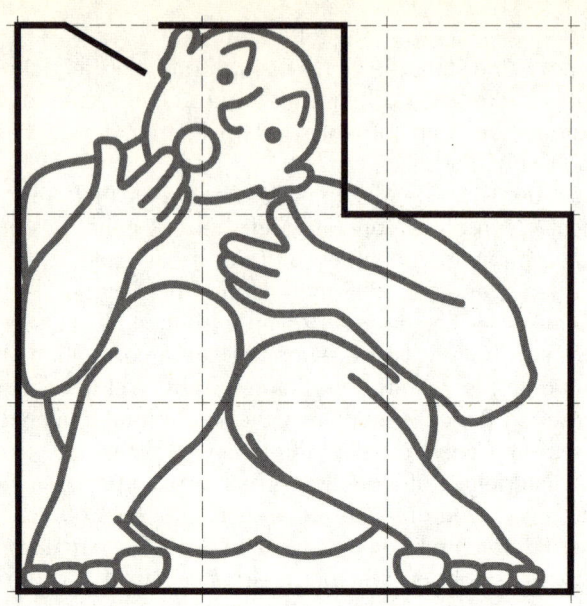

Bagua/Grundriß/Wohlbefinden

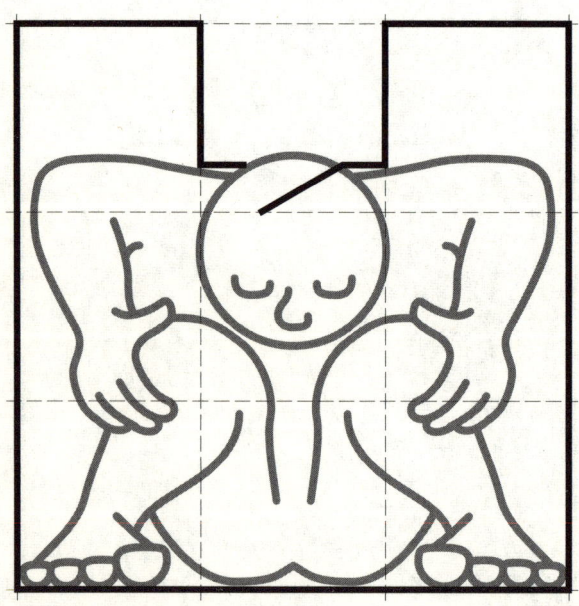

140

Zentrum (5)

Die Gesundheit steht im Zentrum, Symbol dafür ist das Tai Chi. Vitalität und Ausgeglichenheit kennzeichnen diesen Bereich ebenso wie Vereinigung und Integration. Die innere Mitte finden ist nicht nur als Aufgabe für uns selbst, sondern ist auch für unsere Wohnräume wichtig. Das Zentrum der Wohnung sollte auf keinen Fall durch Mauern, Treppen oder Abstellräume o. ä. blockiert sein. Soviel Freiraum wie möglich sollte man in dieser Zone haben. Eine gute Beleuchtung wirkt sich positiv auf das Zentrum aus. Kristalle in der Mitte sorgen zusätzlich für Harmonie und Stabilität.

Hilfreiche Menschen (6)

Geben und Empfangen ist kennzeichnend für die sechste Bagua-Zone. Das Gua »hilfreiche Menschen« stellt die Unterstützung von und nach außen sowie den Bereich Reisen dar. Im I Ging wird diese Zone mit dem Himmel symbolisiert. Zufällige Begegnungen, gute Ratschläge, freiwillige Hilfe und Unterstützung von anderen sind Geschenke des Himmels. Die eigene Hilfsbereitschaft für andere ist im Gegenzug ebenfalls in diesem Gua dargestellt. Man kann die Zone »hilfreiche Menschen« mit Mineralien, Halbedelsteinen und Kristallen aktivieren.

Kinder (7)

Die siebte Bagua-Zone steht für Kinder, aber auch für Ideen und Kreativität sowie für Projekte und Selbstverwirklichung. Im Mittelpunkt dieses Guas steht die Frage nach der persönlichen Einstellung zu den schönen Dingen des Lebens.

Selbstverwirklichung und Kreativität ist Kindern von Geburt an eigen. Verglichen wird dieses Bagua mit der Ausstrahlung eines Sees: ein Symbol für das Gua »Kinder«, das auch im I Ging steht. Aufwerten kann man diesen Lebensbereich beispielsweise mit prächtigen Blütenpflanzen, harmonischen Malereien sowie mit angenehmer Musik.

Wissen (8)

Der Berg als Trigramm stellt den achten Bereich des Bagua dar. Studium und Schule, Wissen überhaupt und auch Meditation sind in diesem Gua vertreten. Die Suche nach dem Innersten repräsentiert den Berg ebenso wie den Bedarf nach Stille.

Für diesen Bereich sind vor allem Bilder von Bergen und heiligen Plätzen gut geeignet. Symbolisch unterstützt wird der Bereich Wissen auch durch leere Gefäße, denn Berge haben ebenfalls einen offenen Innenraum.

Ruhm (9)

Ansehen, Weisheit und Erleuchtung verkörpert die neunte Bagua-Zone. Klarheit und vielleicht auch ein wenig Weisheit sollten auf der Spitze unserer Entwicklung stehen. Die Zonen des Bagua stellen unseren Lebensweg dar. Im I Ging symbolisiert dieses Gua das Trigramm Feuer, was im übertragenen Sinn bedeutet, daß wir durch das Licht des Feuers erhellt werden und möglicherweise zur Weisheit gelangen. Leuchtende, strahlende Menschen sind in der Lage, ihre Mitmenschen zu inspirieren.

Licht und die Farbe des Feuers, rot, unterstützen diesen Bereich. Aktivierend wirken ebenfalls künstlerisch ansprechende Bilder sowie Musik, die uns bewegt.

Hilfsmittel

Im Feng Shui ist es wichtig, daß alle Bagua-Zonen in der Wohnung und im Haus vertreten sind und jede Zone sich in Harmonie befindet. Ist das nicht der Fall, gibt es Hilfsmittel, um nicht vorhandene Bereiche aufzufüllen oder unharmonische Bereiche zu bereinigen. Außerdem gibt es Hilfsmittel, um das Qi zu steigern. Für die Verwendung all dieser Hilfsmittel gilt: »Wähle das, was für Dich dieses Thema jetzt symbolisieren würde.« Der Gebrauch von persönlichen Gegenständen wirkt am intensivsten.

Generell kann das Bagua auf das ganze Haus übertragen werden. Jedes Geschoß und jeden Raum darin können Sie mit Feng Shui aktivieren, wenn Sie den Standort der jeweiligen Tür auf die Grundlinie des Bagua legen. Spezielle Fehlbereiche können wiederum mit Hilfsmitteln ausgeglichen werden.

Das Ausprobieren ist in der Praxis des Feng Shui besonders wichtig. Es ist sinnvoll, nur wenige Veränderungen auf einmal vorzunehmen. Sie sollten danach zwei bis drei Wochen warten und beobachten, ob sich die Dinge in eine positivere Richtung entwickeln. Erst dann ist ein weiteres Anordnen und Ausprobieren sinnvoll. Falls dann immer noch nicht das gewünschte Ergebnis eintritt, sollten Sie nach der tieferen Ursache forschen. Leider ist es häufig schwierig, seine eigenen Wohnräume zu beurteilen. Mit Hilfe eines Feng Shui-Experten können Sie sich tatkräftige Unterstützung holen.

2. I Ging (Das »Buch der Wandlungen«)

Das I Ging, das »Buch der Wandlungen«, ist ein Orakelbuch: Es sagt nicht die Zukunft als unabänderliches Faktum voraus, sondern zeigt uns die Gegenwart. Das Hier und Jetzt beinhaltet nach dem I Ging eine »Geneigtheit«, welche die Zukunft mit einschließt. Der Wandel, die Veränderung steht im Buch der Wandlungen im Vordergrund.

Entstanden ist das I Ging circa einhundert Jahre vor Christus. In der Symbolsprache der Chinesen basiert das I Ging grundsätzlich auf acht Zeichen. Diese Zeichen sind wiederum als Bilder zu verstehen. Sie stellen die Wandlung dar, welche im Himmel und auf Erden vor sich geht. Diese Wandlung wiederum verbindet den Menschen mit der Natur. Die ursprünglichen acht Zeichen unterliegen vielfältigen Kombinationsmöglichkeiten, so daß letztendlich insgesamt 64 Zeichen aus ihnen entstehen.

Im I Ging verlangt jede beschriebene Situation eine angemessene Handlungsweise – eine, die Heil bringt. Die sogenannte richtige Handlungsweise bringt dem Menschen Glück, die falsche zwangsläufig Unglück. Die entscheidende Frage im »Buch der Wandlungen« ist demnach die nach der richtigen Handlungsweise.

Das I Ging gibt Ratschläge, was an Handlung im Hier und Jetzt heilbringend ist. Dadurch wird der Mensch gewissermaßen zum Mitgestalter seines eigenen Schicksals. Man kann das I Ging entweder mit Hilfe von Schafgarbenstengeln oder einfacher durch das Werfen von Münzen, aus denen sich die Zeichen ergeben, befragen. Die Zeichen vermitteln dann hilfreiche Handlungsweisen für die aktuelle Situation des Ratsuchenden, was seinen weiteren Lebensweg betrifft.

Anhang

Danksagung

Ich danke allen, die mir geholfen haben, daß dieses Buch entstehen konnte, besonders Sonja Böhmer. Für die freundliche Bereitstellung der Meridiantafeln danke ich dem Internationalen Therapeutenverband, Akupunkt-Massage nach Penzel. Des weiteren schulde ich Dank meinem Lehrer Uwe Karstädt und meinem Mann.

Ernährung
Büro: Barbara Temelie/Eva Maria Bös
Georg-Habel-Straße 45
Tel./ Fax: 089-8 20 55 35
81241 München
Seminare, Kochkurse, Ernährungsberatung

Beatrice Trebuth
Galgensee 18
87616 Marktoberdorf
Seminare, Ernährungsberatung, Kochkurse, Tai Chi- und Qi Gong-
Seminare

Akupunktur
Arbeitsgemeinschaft für klassische Akupunktur und
Traditionelle Chinesische Medizin e. V.
Ladallee 2
25832 Tönning

Chinesische Kräuter
Euroherbs
Claassumland 15
6932 AZ Westervoort
Holland
Tel.: 0031-26-3 11 56 60
Fax: 0031-26-3 11 77 52
Lieferung von chinesischen Kräutern sowie Akupunkturzubehör

Chinesische Massagen
APM
Internationaler Therapeutenverband APM nach Penzel e. V.
Willy-Penzel-Platz 2
37619 Heyen
Tel.: 05533-10 72
Ausbildung APM

TCM
Christine Steinbrecht-Baade
Konrad-Adenauer-Allee 7$^1/_2$
86150 Augsburg
und
Höhenstraße 2
86574 Petersdorf
Heilpraktikerin, TCM, Ausbildungen

Uwe Karstädt
Schönfeldstraße 8
80539 München
Heilpraktiker, TCM, Ausbildungen

Erste Deutsche Klinik für TCM
Ludwigstraße 2
93444 Kötzting

Feng Shui
Dr. Danka Koutua
Ziegelstraße 29
89407 Dillingen
Feng Shui, Beratung und Seminare

Tai Chi
Hilde Miller
Äußeres Pfaffengäßchen 15e
86152 Augsburg

Literatur

TCM

Connelly, Dianne M.: Traditionelle Akupunktur. Das Gesetz der fünf Elemente. Bruno Endrich Verlag, Heidelberg 1995.

Eberhard, Wolfram: Lexikon chinesischer Symbole. Die Bildsprache der Chinesen. Diederichs Gelbe Reihe, München 1996.

Hempen, Dr. Carl-Hermann: dtv-Atlas zur Akupunktur. Tafeln und Texte. Deutscher Taschenbuch Verlag, München 1995.

Kaptchuk, Dr. Ted. J.: Das große Buch der chinesischen Medizin. Die Medizin von Yin und Yang in Theorie und Praxis. Heyne Verlag, München 1994.

Karstädt, Uwe/Frank, Kai Uwe: Altchinesische Heilungswege. Das Handbuch der fernöstlichen Naturheilkunde. Jopp Verlag, Wiesbaden 1991.

Maciocia, Giovanni: Die Grundlagen der Chinesischen Medizin. Ein Lehrbuch für Akupunkteure und Arzneimitteltherapeuten. Verlag für Traditionelle Chinesische Medizin, Kötzting 1994.

Wilhelm, Richard (Hrsg.): I Ging, Das Buch der Wandlungen. Diederichs Gelbe Reihe, München 1994.

Wühr, Dr. Erich: Gesund durch Chinesische Heilkunst. Gräfe und Unzer Verlag, München 1996.

Bewegungsübungen

Kobayashin, Toyo und Petra: T`ai Chi Ch`uan. Ein praktisches Handbuch zum Selbststudium. Irisiana/Hugendubel, München 1991.

Feng Shui

Lim, Dr. Jess T. Y.: Das Feng Shui Handbuch. Wie Sie Ihre Wohn- und Arbeitssituation verbessern. Joy Verlag, Sulzberg 1997.

Meyer, Hermann/Sator, Günther: Besser leben mit Feng Shui. Wohnen und Arbeiten in Harmonie. Hugendubel, München 1997.

Ernährung

Bauer, Erich/Karstädt, Uwe: Das Tao der Küche. Durch richtige Ernährung zu höherem Bewußtsein – die östliche Philosophie in der Küche. Heyne Verlag, München 1998.

Karstädt, Uwe: Das Candida Kochbuch. Durch richtige Ernährung Pilzerkrankungen heilen. Heyne Verlag, München 1995.

Karstädt, Uwe: Ganz in Deinem Element! Die Kraft der Persönlichkeit in den fünf Elementen entdecken. Kösel Verlag, München 1998.

Temelie, Barbara: Ernährung nach den fünf Elementen. Joy Verlag, Sulzberg 1992.

Temelie, Barbara/Trebuth, Beatrice: Die fünf Elemente. Ernährung für Mutter und Kind. Umfassende Ernährungsempfehlungen für Kinder, werdende Mütter und Eltern. Mit neuen Anregungen aus der fernöstlichen Psychologie. Joy Verlag, Sulzberg 1995.

Temelie, Barbara/Trebuth, Beatrice: Das Fünf-Elemente-Kochbuch. Die praktische Umsetzung der chinesischen Ernährungslehre für die westliche Küche. 150 Rezepte zur Stärkung von Körper und Geist. Joy Verlag, Sulzberg 1994.

Temelie, Barbara: Ernährung nach den fünf Elementen. Wie Sie mit Freude und Genuß Ihre Gesundheit, Liebes- und Lebenskraft stärken. Joy Verlag, Sulzberg 1996.

Der Abdruck des ENERGIE-STERNS (S. 48) und der OHRKARTE (S. 110) erfolgte mit freundlicher Genehmigung des Lehrinstituts für AKUPUNKT-MASSAGE nach Penzel, Willy-Penzel-Platz 2, 37619 Heyen.

Register

A

B

C

D

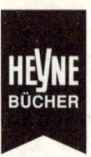

Body & Soul

Harmonie des Lebens

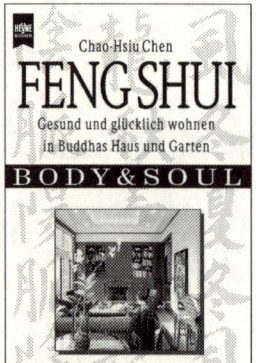

Heyne-Taschenbücher